何もしない習慣

笠井奈津子

Natsuko Kasai

KADOKAWA

はじめに　「休む」優先順位を上げる

いま毎日の生活のなかで、原因不明のしつこい疲れを抱えて過ごす人が増えています。忙しくてプレッシャーが多い仕事や、分刻みの余裕のない家事・育児の影響、また、コロナ禍以降多くの人が、先が見えない不安や解消できないイライラやモヤモヤがないまぜになったまま過ごしていることも関係しているようです。

強まるばかりの疲労感をごまかし、日々をなんとか乗り切っている人がたくさんいると感じます。

なぜ、わたしたち現代人はこんなに疲れているのでしょうか？

理由はいろいろありますが、**様々な行動における「し過ぎ」が原因**だとわたしは考えています。働き過ぎや頑張り過ぎ、食べ過ぎや夜ふかしのし過ぎなど、「し過ぎ」は体にとって負担になることばかり。また、テレビの観過ぎやスマホのチェックのし過ぎなどにより、他人軸の情報につねに振り回されてしまいます。
ただでさえ余裕のない生活なのに、わたしたちは**無意識のうちに「なにか」をし過ぎて疲れている**のです。

そこで提案するのが、「なにもしない」習慣です。

「なにもしない」といっても、ただ毎日をぼーっと過ごすという意味ではありません。
もちろん慌ただしい日常では、ときに立ち止まり、なにもせずに過ごす時間は必要でしょう。しかし本書では、**毎日の生活のなかにあえて意識的につくり出す「休む」時間であり、自分と向き合う時間**と考えます。
そうすることで、**体に悪い行動や悪習慣を断ち切り、時間の使い方を見つめ直して、より前向きに自分の生活にかかわっていく姿勢をつくる**ことを目指します。

とにかくいまは、仕事においても生活においても外からの刺激が多い時代です。いつでもスマホが通じるため、なにもしない時間、外の世界とつながらない静かな時間、自分だけの時間は、意識しなければなかなか得ることができません。

「なにもしない」とは、いわば能動的に休むこと。受け身のまま、無自覚のうちに疲れをためないように、休むことで心身を回復させ、本来自分が持つエネルギーを取り戻し、新しい人生を切り拓《ひら》いていくことなのです。

わたしはいま栄養士として、おもにビジネスパーソンを対象に、企業研修や食事のコンサルティングをしています。

パンデミック以降、わたしたちの働き方や生活様式は大きく変わりました。でも、その変化にうまく順応できている人は、そう多くはないのではないでしょうか。

「オンオフのメリハリがない」
「間食が多くなった」
「体力が落ちた」

「睡眠の質が悪くなった」
「疲れが取れない」
「ストレスを感じやすい」
「集中できずに仕事時間が超過気味」

わたしのところには、そんな声がたくさん届きます。

生活が乱れると食事が乱れます。そして、食事が乱れると体調のみならず心も乱れやすくなります。仕事のパフォーマンスについては、いうまでもありません。
それでもみなさん頑張って、まじめに仕事をされています。ベストコンディションではないのに頑張っているのですから、ある日、心身がポキッと折れてしまっても不思議ではありません。

一方で、食事や睡眠を最優先にして生活するほど余裕がないのも現実です。つまり、生活のなかから「し過ぎ」をなくしていかなければ、本当に大切なことのために時間を割けません。逆にいえば、まず有限な時間の使い方を見直して、**食事や睡眠を軸に生活を整えていけば、疲れを解消して免疫力を取り戻し、人生を根本的によくしていける**のです。

「仕事が忙しくて食べる時間がない」
「疲れてギリギリまで寝ていたいから、朝食が食べられない」
「ストレスでいつも食べ過ぎてしまう」

食生活が乱れるときによく聞くこのような話は、栄養学の知識や意志力だけで解決できるものではありません。根底にあるのは、タイムマネジメントやストレスなどの問題です。まずは、このようなボトルネックになっているものに気づき、それらを生活から取り除かなければ真の変化は得られないのです。

そこで本書では、「なにもしない」習慣を多くの人たちに実践してもらうために、できる限り簡単に取り組めて、かつ最大の効果を得ることができる「武器（ワーク)」を用意しました。これらは、実際にわたしがクライアントに活用し、その効果を実感しているものです。このワークによって自分の時間の使い方や休み方に気づき、人生をよい方向へ変えた方がたくさんいます。

実はわたし自身、かつてボトルネックになっていた「し過ぎ」をやめたことで、人生の回復への大きな1歩を踏み出せた経験があります。

わたしの「し過ぎ」はダイエットでした。

学生時代、わたしは増えていく体重への嫌悪感から無理な食事制限をして、気づいた頃にはダイエットとリバウンドを繰り返す悪循環にはまり込んでいました。現在と比べて、最大で25キロ太っていた時期もあります。

太ってしまうのが嫌で、食事やお茶をするような時間に人と会うのを避けるようになったり、少しでも体重が増えると学校やアルバイトに行くのが億劫《おっくう》に感じられたりと、生活自体もおかしくなっていきました。カロリーを気にし過ぎて栄養補助食品が主食となり、結局は空腹のあまり菓子パンなどをドカ食い……。やがて、それらを吐き出して体重を維持しようとするようになりました。そんなふうにしてやせたとしても、幸せになれるわけがありません。バスルームにこもって、「わたしはいったいなにをしているのだろう」と泣いた日もあります。

当時のわたしは、偏頭痛やめまい、不眠症など、どの病院で診てもらっても「原因不明」とされる不調にも悩んでいました。どうすれば改善できるのかもわからず、その不安は、心により大きな影を落としていました。

体重の増減だけならまだしも、こうした不調の原因が食事にあるとはそう簡単には気づけません。病院の問診で食事内容を聞かれることもほとんどないでしょう。でも、**体への栄養が足りていなければ、心への栄養だって不足**します。

いま、あのときのわたしに話しかけることができるなら、おせっかいは百も承知で、「どんな毎日を過ごしている？」「最近なにを食べている？」と聞きます。そして、なにがボトルネックになっているのかを一緒に探すと思います。

実際にわたしが、**地獄のような悪循環の日々から抜け出したきっかけも、原因を見つけてケアすること、つまり「ダイエットのし過ぎ」というボトルネックを外すことでした。自分と向き合い、「自分を知る」。そして、自分に必要のない余計なことを「し過ぎ」ない**こと。このような考えに至ったのは、当時、わたしが哲学を専攻していて「なぜ」を考える習慣があったからかもしれません。

もしも、ダイエット中のクライアントから「我慢できずにお菓子をたくさん食べてしまって……」といわれたら、わたしは次のような問いを投げかけます。

「最近、なにか生活に変化がありましたか?」
「お仕事がお忙しい時期ですか?」
「そのときに、なにかありましたか?」

注目すべきは、起きた結果よりもその原因です。いつだって、「できない」理由は、意志の力が弱まったからとか、頑張れないからではないのです。

もし改善したいことがあるなら、ボトルネックになっているものを究明して、取り外さなければなりません。ですから、わたしの食事コンサルでは食事について話すだけではありません。それよりも、仕事のことや家庭のこと、人間関係のこと……いろいろなことをお話しします。

「どう食べるかはどう生きるか」であり、「なににどのように時間を使うか」は、その人のライフスタイル、つまり生き方そのものだからです。

本書では、序章で「なにもしない」習慣のエッセンスをお伝えしたのち、第1章で、**「し過ぎ」をやめて、日常に「なにもしない」時間をつくる具体的な方法**を紹介します。生活全体を「見える化」することで食生活や睡眠に好循環を生み出す、シンプルで強力な方法です。続く第2章では、**「休む」ことで得られるメリット、疲れをためない食習慣**について書きました。

第3章は、産業医・精神科医で睡眠カウンセリングも行う穂積桜《ほづみさくら》さんと、働き方や時間のつくり方、理想の睡眠についての対談です。特に穂積さんが紹介される、**自分に最適な睡眠タイプがわかる「クロノタイプ」判定は必読の情報**です。

第4章では、多くの人が挫折《ざせつ》しがちな**習慣の続け方についてステップごとに解説**します。第5章では、あらためて**「なにもしない」習慣のメリット**をまとめました。

いま多くの人に求められるのは、**日常の疲れを、日々自分で変えていく能動的なアクション**ではないでしょうか。そのためには、まず自分の生活に向き合うことが大切です。いま自分が置かれている現状に「慣れる」ことと、「最適化する」ことはまったく違います。

しっかり「休む」ことを意識できれば、健康はもちろんのこと、仕事や家事のパフォーマンスが上がり、大切な人との人間関係も良好になります。

自分を大事にすることが生活の基本であり、そうすることで人生をよりよい方向へと、自分の力で動かしていけるはずです。

Contents

第2章

休むことを「習慣」にする

第3章

ワーク・ライフ・ブレンド時代に「完全に休む」睡眠を手に入れる

対談／穂積桜（産業医・精神科医）

第4章 なにもしない習慣の続け方

第5章 上手に休めば人生はうまくいく

序章

みんな誰もが疲れている時代

自分が疲れていることに気づけない現代人

「いわれてみれば、最近スッキリ目覚めたことはないかな……。年齢のせいですかね？」

「そういえば、あまり眠れなくなったのは、ダイエットをはじめてからかも」

「少し太ったかなとは思っていましたが、まさか10キロ増とは思いませんでした」

食事コンサルをしていると、自分の基本的な生活習慣について質問をされたり、健康診断の数値を見るまで自分の不調や変化に気づかず慢性的な疲れをためていたりする人が増えているのを感じます。

ベストコンディションではない状態のほうがあたりまえになってしまって、**自分の変化はおろか、「疲れている」ことにも気づけない状態**なのです。

そんな人たちに食事記録をお願いすると、たいていは「忙しくて書けませんでした」「忘れました」といわれます。もしくは朝食を抜いていたり、極端なダイエットをしていたりと、生活自体が乱れている場合がほとんどです。

そのレベルに達していると、短期間に極端な体重変動があったり、睡眠に問題を抱えていたり、仕事でミスが増えていたり、以前よりイライラしやすくなっていたりと、なにかしら目立った不調のサインが出ている場合もあります。

食事記録を見て「これはちょっと危険だな」と思った人が、翌月のコンサルに現れず、会社から「実は彼、ちょっとメンタルをやられまして……。いま休職しているんです」といわれることも珍しくありません。


自分で疲れていると気づけなくても、まわりからいわれる環境がある人はまだいいほうでしょう。なぜなら、誰かしらに後押しされるかたちで専門医や栄養士に見てもらうことだってできるからです。

でもそんな人間関係がなく、ただひたすら働き詰めで過ごしていれば、慢性的な疲れやそれが原因の不調でも、倒れてしまうまでなかなか気づけません。会社に所属していても、オンラインのコミュニケーションの場合では、顔色も変化もわかりにくいもの。今後はますます、自分で自分の変化に気づけるようにならなければなりません。

とにかく頑張ることをよしとして、当然のように無理をして体に負担をかけて過ごしてしまう——。これは、非常に危ない状態です。

こうした「潜在的疲労」は、自発的に改善する必要性が生まれないので、適切な対処にいたることができないのです。

大切なのは、**まず自分を知って、自分の状態に気づく**こと。

いま、一人ひとりが自分の潜在的疲労を「見える化」し、きちんと自分でケアしていける行動習慣が必要とされています。

疲れている人は食事が必ず乱れている

これまでに多くの食事コンサルをした経験から、疲れている人は食事が必ず乱れていると断言できます。食事をなおざりにしないといけないくらい、すべきことがたくさんあるのですから、当然といえば当然です。

特に、「朝食を食べる時間がない」という人がたくさんいます。

これは一人世帯を調査したものですが、30代では21・4％、40代では42・9％が朝食を食べていないとされ、30代女性は33・3％、40代男性は50・0％にも及びます（令和元年「国民健康・栄養調査」）。そして、わたしのところに相談に来るような人たちでは、もっと多くの割合で朝食を食べていません。

ほとんどのビジネスパーソンは、毎朝スマホの充電を「満タン」にして家を出ますよね？　それなのに、**自分自身の充電ともいうべき朝食を食べずに、低エネルギー状態で1日をはじめる人がかなり多い**のが実情です。

デスクワークが中心のビジネスパーソンは、「朝食ぐらい抜いても平気だし、すぐ昼食を食べるから」と思っている節があるようです。また、在宅勤務が増えるなかで「活動量が落ちて太りやすいから朝は食べないことにした」「起きる時間が遅いから朝食は抜いてしまう」という人も増えています。

しかしながら、筋肉量などの違いこそあれ、体の仕組み自体はアスリートと同じです。考えてみてください。朝、なにも口にせずに試合に臨むアスリートはいませんよね？　使う機能に違いはあっても、朝からしっかり充電したほうが仕事のパフォーマンスが上がるのはいうまでもないでしょう。

また、昼食は近辺のスーパーや飲食店の有無、業務時間などの影響を受けるし、夜は夜で、疲れて簡単に済ませてしまったり、ヘルシーというよりはジャンクな味の濃いものを選んだりしがちです。正しい食の知識があったとしても、昼や夜は環境や時間の制限、コンディションによって大きく左右されてしまいます。

でも、**朝食なら自分の意識さえあればコントロール可能**です。

また、いちばん充電コストがかからないのが朝食という見方もできるでしょう。朝からちゃんと料理をしてがっつり肉などを食べる必要はなく、それこそ卵かけごはんとお味噌《みそ》汁でも十分なのです。せめてそのくらいの充電をして仕事をはじめることが、健康はもとより、仕事で成果を上げるためには必要ではないかと考えます。

自分自身を充電せずに、「昼までの数時間くらいはもつだろう」と考えるのは、自分の体に対する過信以外のなにものでもありません。そして、朝のその5分の時間ですらコントロールできないと感じるなら、いまこそ自分の時間の使い方を見直すタイミングだと思います。

昨日、あなたはなにを食べましたか？

企業研修などでお話をするとき、わたしはこう問いかけます。

昨日、あなたはなにを食べましたか？

すると、想像以上に多くの人が、昨日食べたものを思い出せません。この事実が意味するのは、**多くの人は自分が食べる物に注意を払わずに食べている**ということ。前日の出来事を思い出せないほど、自分の食事内容に意識が向いていないのは、いったいどういうことでしょうか？　「そんなのいちいち覚えているほど暇じゃない！」と不快に感じる人もいるかもしれません。確かに、それもまた事実です。でも、次のことは否定できないのではないでしょうか。

思い出せないのは、自分に意識が向いていないときということです。

食事コンサルをするには、少なくとも3日分（できれば事前に1週間分）の食事記録（77ページ参照）を書いてもらいます。思い出せないときには、「昨日の夜、なにをしていましたか？」と話を向けて、そのつながりで記憶をたどってもらいます。そこまでして必ず食事記録をつけてもらうのは、**客観的な記録がなければ、その人に適したアドバイスをするのは難しい**からです。

例えば、カウンセリングをしていると、「野菜は毎日ちゃんと食べています」という人がままいます。でも、実際に記録をつけてもらうと、実は毎日欠かさず野菜ジュースを飲んでいるだけの場合がよくあります。

要するに、**「ちゃんと」「結構」「よく」「あまり」「ほとんど」という言葉の度合いはあくまでも主観的なものであり、客観的な記録がなければ実態を摑《つか》めません。まず自分の食事を記録し、自分で把握することがとても大切な作業**になるのです。

食事記録をつけていると、「野菜を食べているつもりだったけれど、たいして摂っていなかった」と客観視できて、食生活の乱れや不足している部分に気づくことができます。さらに、食べ方から「ストレスの原因」やその人にとってよりパフォーマンスが上がるタイムマネジメントの仕方がわかることもあります。

逆に、現状を把握しなければ、そのあとの行動の選択をことごとく間違えてしまいます。そのためにも、「今日なにを食べたか」を記録し、自分の体に対する気づきを得ることをおすすめしたいと思います。

疲れると「余計な情報」に振り回される

本来自分にとって必要性がなく、自分の体にも合っていない、「余計なこと」をしている人も本当にたくさんいます。

そして、実はそんな人こそが、ほとんどの場合「疲れている」人なのです。

なぜ疲れていると、余計なことをしてしまうのでしょう？

それには様々な理由が考えられますが、シンプルな理由として、**疲れていると作業効率が落ちて時間が足りなくなる**からでしょう。

例えば、疲れている人ほどなにかに関心を持っても、それについての書籍を1冊読むための時間や気力を捻出《ねんしゅつ》しづらくなります。でも、気になる気持ちは変わりません。するると、移動中などに、スマホでネット上の情報を流し読みするだけになりがちです。

もちろん、ネット上にも有益な情報はたくさんありますが、ネット上の記事はできるだけ多くの人に読んでもらうために、情報が短縮されていることに留意する必要があります。あるテーマについて体系的な知識を得られるというよりは、メディアの性質上、スピーディーに読めて、「わかりやすい、やりやすい、面白そうだ」と読者に感じさせるつくりになってしまうのです。

また、見出しなどもクリックをうながす、興味をあおるものになっているため、**自分に「本当に必要な情報」を探すのが難しく、気づかないうちに、世の中で話題の「なんとなくよさそうな情報」に振り回されてしまう**のです。

だから、「朝はバターコーヒーがいい」という情報が飛び込んでくると、なぜいいのか、また本当はどんなバターがいいのかを知らないまま、「簡単そう！」と思って間違ったやり方ではじめてしまい、「あまり効果がなかった」となってしまうわけです。

疲れているからなにか体調がよくなることをしたい。でも時間はかけたくない――。そう思って、自分に必要のない「余計な情報」に振り回されてしまう。

このときボトルネックになっているのは、情報を深掘りしていないことではありません。**毎日ただただ疲れていて、考える時間や自分を見つめる時間をつくれない**ことなのです。

「なにもしない習慣」をはじめよう

「体重」という点だけを見て食事を我慢したり食べなかったりすることも、余計な情報に振り回されているもったいない行為だと感じます。その理由は、「やせるなら食事制限さえすればいい」と考えると、食事以外の行動や生活全体への影響を考える、「面」としての俯瞰《ふかん》的・長期的なとらえ方を見失いやすいからです。

これは、体重の話だけに限りません。点で考えると「運動をする」のは本来健康のためにとてもよいことですが、生活のどこに組み入れるかでそのインパクトは変わります。仕事終わりにすることで夕食の時間が遅くなってしまったり、深夜にすることで睡眠時間が削られたり、朝にすることで食事の時間がなくなっていたり……。健康のために行っているつもりの運動でも、一歩間違えれば不健康になる要素を多分に含んでいます。

では、どうして自分の大切な体や生活のことなのに、俯瞰的かつ長期的にとらえられない、あるいは気づくことができないのでしょうか？

繰り返しになりますが、それは**自分と向き合う「時間がない」**からです。

仮にいくばくかの時間を見つけたとしても、その限られた時間をなんとか活かそうと焦ってしまう――そんな、**「つねに追われている感じ」も、ちぐはぐな行動につながっている**のかもしれません。

そこで、本書でわたしがお伝えしたいのは、簡単にいえばこういうことです。

いまこそ、自分の「現状」を棚卸ししましょう。

健康についてはもちろんのこと、時間の使い方、仕事の取り組み方、ライフスタイルのあり方まで含めて、**自分についての「すべて」をはっきりと洗い出し、客観視し、ていねいに見直していけば、慢性的に疲れている体を少しずつよくしていけます。**

そして、**そのためのポイントとなる行動が、自分のために「休む」習慣**です。

これまで仕事や家事を最優先してきたのと同じように、これからは毎日少しでも意識して、休むことを最優先する。これ以上「頑張ること」をしない。そんな、根本的な行動の変革が必要です。

余分な時間なんて1秒たりともないように思えても、空白にできる時間は、1日のなかで必ず見つけることができます。そんな時間を利用して、さらに仕事や家事に打ち込みますか？　力があり余っていてエネルギーに満ち溢《あふ》れた人なら、それもいいでしょう。でも、そんな時間こそ、自分のための「休み」に充てていく。

それは**自分を回復させて、人生のビジョンへ向けて自分を再起動していく時間**です。主体的な行動をうながし、もういちど人生の舵《かじ》を握り直すための試みです。

そのために、**能動的に休む**のです。

休むだけで、あなたの体はもとより、あなたの人生すべてがよきものへと変わっていきます。**現代人には「なにもしない」時間が必要**です。自分をしっかりと回復させ、未来につながる、充実した幸福感の高い休み方が求められています。

あなたの人生を変える「なにもしない習慣」を、一緒にはじめましょう。

第1章

疲れたから
休むのではなく、
疲れないように休む

「自分のトリセツ」をつくる

「休む」という言葉を使うとき、わたしはいつも**ただ「立ち止まる」だけでなく、「回復する」というイメージ**でとらえています。

もちろん、疲れたときにいったん立ち止まるのは必要なこと。でも、疲れたからといって、ただネットサーフィンをしたり、スマホで動画を観たり、ネットショッピングをしたりするだけでなく、できるならもっと「回復」につながる休み方をしてほしいと考えています。

いったん立ち止まるのは、「仕事で疲れたから気分転換しよう」と、そのときの自分の体の状態や生活上の出来事を、点でとらえるイメージがあります。それに対し、自分を回復させるのは、自分の心身や生活上のすべての要素を含めて、「面」でとらえ直すことだと思います。

日頃からためている疲れやストレスから、本当に回復しているかどうかをチェックするのはとても簡単です。

それは、**朝、元気に目覚めているかどうか**。

疲れたからといって、スマホで動画を観て気分転換をしても、体の疲れや仕事で受けたストレス自体はあまり解消されません。確かに、そのときの気分は晴れるでしょう。ネットサーフィンなどで無心になれる時間も、ときには必要かもしれません。

でも、本当の意味で回復するというのは、**朝の時点でゼロリセットされている状態を指している**のです。朝からため息をつきたくなったり、「今日も同じことの繰り返しか」と気が重くなったりしているなら、いまの休み方では回復できていない証《あかし》だと思います。

これから本書では、あなたが日々のストレスから解放され、疲れを癒《い》やし、健康面はもとより生活全体を回復させていくことを目指します。まずはいくつかの「ワーク」を通して自分の棚卸しを行いながら、自分の回復にとって大切なキーワードをためていきます。

このキーワードがたまっていくと、**自分が回復するために必要な「充電リスト」になります。そうして自分の回復にとって重要な共通事項があきらかになり、やがて「自分のトリセツ」になっていきます**。このトリセツは、あなたの生活に好循環なサイクルを生むために欠かせない装置です。

もちろん、翌朝に疲れがゼロにならなければダメという話ではありません。もし疲れが残っていたら、そんな状態にきちんと気づいてあげて、「どうして疲れが残っているのかな？　どうすればすっきり目覚められるのだろう？」と考えていけばいいのですから。

「自分のトリセツ」は、自分だけの答えです。

いまの疲れている状態をどう回復させるかの答えは、自分について記録し、自分で行動に移していかなければわかりません。いくら外から有用と思われる情報を集めても、それが必ず「あなたの役に立つ」とは誰も保証していないのです。

「自分のトリセツ」をつくっていると、そこには自分について驚きの事実が隠れているかもしれないし、ずっと見ないふりをしてきたことに向き合うことにもなるかもしれません。でも、そんなものごとこそ、いまあなたがもっとも真剣に見つめ、考えていくべきことです。

「回復する」というのは、自分のエビデンスを積み上げて、「自分のトリセツ」をつくっていくプロセスそのものなのです。

食事や睡眠や運動は、本来は心身を快適に機能させるためにあるのだと思います。でも多くの人は、食事や睡眠などを活用して自分の体をうまく回復させることができていません。

また、疲れには、仕事や人間関係に悩む「心の疲れ」もあるでしょう。そんな体と心の疲れがないまぜになって、ずっと消えないまま慢性化し、あたりまえに背負うべき荷物として毎日を生きているのが、わたしたち現代人が置かれている状況です。

そのうえ、忙しくて自分について考える時間もないことで、とにかく食べて、働いて、生活を回して……と「し過ぎ」をたくさんしてしまっています。もはや自分の疲れに気づけないほど疲れてしまうのは当然なのかもしれません。

だからこそ、**「自分のトリセツ」に沿って能動的に休み、心身を回復させ、本来自分が送るべき人生をいまから取り戻しましょう。**

ここから、様々な観点からの考え方と、具体的方法を紹介していきます。

自分だけの情報があれば疲れない

「能動的に休む」というのは、言い換えれば主体的に行動することともいえます。どんなことも受け身の姿勢でいる限りは、自分に合った情報や知識は得られないし、自分に合った時間の使い方もできません。

そのために、疲れてしまうのです。

大切なのは、**「自分にはなにが合っているのか」という自分だけの情報**です。

外部から得られる情報や知識は行動のきっかけにはなりますが、それらを自分に合わせてカスタマイズすることが大切。

「自分のトリセツ」をつくるには、むしろ専門的な知識は必要ありません。本書のワークにしたがって行動を記録しそれを振り返るだけで、自分の実感に基づく、自分に合った**「生きた答え（自分についての情報）」**が集まります。

例えば、なにかの記事で、「睡眠不足では食欲を増進させるホルモンが増える」と知ったとします。「なるほどね」とは頭のなかで思っても、その睡眠不足を解消させるためにすぐに行動に移せるかというと、なかなかそうはいかないのが現実です。

でも、どこか他人《ひと》ごとに思えるその情報を、自分ごととして感じられたらどうでしょうか？　「自分のトリセツ」の材料となる「1日のおもな行動」を振り返りながら「確かに、あまり寝ていない次の日は妙に間食が増えているな……」と気づくことができたなら、「朝早く起きて資格の勉強をしたいと思ったけれど、これ以上睡眠時間を削ったらよくないパターンになりそうだ」「そもそも22時以降はダラダラしているだけだし、思いきって早寝していいかも」と、実感を持って自分の体をメンテナンスできるようになります。

そうやってメンテナンスできるのは、ワークを使って自分にていねいに問いかけたことで、「自分の答え」を導き出せるようになったからです。

答えはあなたのなかにしかありません。その答えが、あなたを回復させる情報です。

健康に役立つ情報を片っ端から集めて、それを代わる代わる試しているだけでは、いつまで経っても自分に合った健康的な生活を送ることはできないのです。

それよりも、**自分で自分のことを主体的に理解していくことが大切**。そんな「自分のトリセツ」によって、**あれほど忙しかった生活のなかに「なにもしない」時間をつくれるようになるし、その時間でさらに自分を見つめることもできる**でしょう。

1日の行動を「見える化」する

「自分のトリセツ」をつくるには、まず「1日のおもな行動」を客観視することがべースになります。

自分の行動を記録して「見える化」すると、常態化した自分の時間の使い方があぶり出されるからです。


在宅勤務や仕事と育児の両立などによってライフとワークが混在すると、「なににどれだけ時間を使っているのか」がそのぶん見えにくくなります。こうした日常を「見える化」すると、「忙しいからできない」「自分の時間なんてまったくない」「睡眠時間を削らないとタスクが終わらない」などと感じていたことが、実は単なる「思い込み」だったと気がつくケースも少なくありません。

そして、改善を阻んでいた「思い込み」というフィルターをいとも簡単に外せるのです。


そこで最初に、44ページ以降のワークシートを参考に、1日の時間軸に沿って自分の「1日のおもな行動」を書き込んでください。

まず、生活のなかに必ずある「睡眠」「食事」の時間と内容を記入すると、その日の行動を振り返りやすくなります。

次に、そのほかのおおまかな行動を記入していきます。このとき「仕事」「家事」とだけ書くのではなく、仕事なら「メール返信」「プレゼン資料作成」、家事なら「料理」「掃除」というように、面倒にならない範囲で記入できればベストでしょう。

この後、タイムスケジュールを見ながら問いに答えてもらうワークもあるので、ノートであれば見開きにして左ページに「1日のおもな行動」を記入するといいと思います。

ワークシートの活用例として、3つのパターンを載せておきます（44ページ～）。

そして、「1日のおもな行動」を記入できたら、基本的な充電源である「睡眠」と、そのほかの充電、消費に関する質問に答えていきましょう。

ワーク

- **今日は何時間寝た？　スッキリ目覚められた？**
- **「充電」につながる行動は○で囲み、気になる「消費」には✓をつけましょう**

睡眠に関する答えがたまっていくと、自分は「何時間寝ると充電が完了し、パフォーマンスが安定するか」の目安が見えてきます。実に単純なワークなのですが、「ショートスリーパーなんです」という人でも、1日の行動と睡眠時間を俯瞰《ふかん》してみることで、「もっと寝たほうが、効率がいいかもしれない」などと気づくこともあります。睡眠は大きな充電源ですから、ここはしっかりと把握しましょう。

次に「充電」につながる行動とは、つまり回復につながる行動です。タイムスケジュール上○で囲むのは、「読書」というような単語のみになります。

ですが、読書ひとつとっても、仕事に関する本で充電できる場合もあれば、仕事とはまったく関係がない本のほうが充電できる場合もあります。そこで右ページには、「今日は○○の案件で頭がいっぱいだったので、小説でまったく違う世界の話にどっぷりつかってすごく気分転換になった」というように、できるだけ言語化して記入してください。自分で言語化していくほどに、「こういうときはこうすると充電できる」というトリセツがたまっていくでしょう。

睡眠時間

6時間45分睡眠。朝起きたときは毎日のようにだるい

●朝から家事でバタバタしている。疲れているときは、お弁当づくりは休んでもいいかもしれない

●30分早く夕食をつくりはじめることができたら、もっと楽。スーパーに寄らずに、平日は夫の帰宅時間に合わせず子どものリズムで夕食を先に食べるということも相談してみよう

●海外ドラマを観るのは気分転換に最高！

し過ぎ

家事と子どものケアのほとんどをやっている。夫に、夕食後の子どもとの遊びやお風呂を代わってもらえないか相談してみよう

例1　30代・40代女性（出社・フルタイム）

※共働きで幼少期の子どもひとり

06：15	✓起床後、家族の朝食と自分のお弁当づくり。洗濯
07：00	夫が子どもに朝食を食べさせているあいだに身支度
07：40	子どもを保育園に送りつつ出勤
08：45	デスクで朝食（おにぎり）
09：00	始業
12：00	お弁当（ご飯、卵焼き、シュウマイ、トマト）
13：00	オンラインでのプレゼンテーション
18：00	退社後、保育園へ子どもを迎えにいく
18：20	✓子どもと一緒にスーパーに買い物
19：00	✓帰宅後、夕食の準備
19：40	夕食（ご飯、味噌汁、納豆、麻婆豆腐）
20：15	片づけ後に翌日の準備。子どもと少し遊ぶ
21：00	子どもとお風呂
21：30	子どもを寝かしつける
22：30	海外ドラマを観る
23：30	就寝

睡眠時間

6 時間 30 分睡眠。目覚めはスッキリ！

●始業前に自分の時間を確保することで、仕事に集中しやすくなる

●食材の買い出しや子どもの勉強を見るのは、家族とちゃんとかかわれているような気がして心が満たされる

●筋トレはずっと続けていて楽しい。今後は負荷をもっと上げよう

し過ぎ

妻が帰宅するまで思ったよりも自由時間がある。妻も疲れているときがあるから、代わりに料理をするといいかも

例2 40代男性（フレックス）

※通勤時の混雑を避けるために、朝早くに出社

05：30	起床
06：00	家を出る
07：00	カフェで朝食（コーヒー、トースト）。読書
07：30	始業
12：00	昼食（オフィス近くの店舗で）
16：30	退社
17：30	妻に頼まれたものの買い出し
18：00	帰宅
20：00	家族と夕食（ご飯、豚肉と白菜の鍋）
21：00	子どもの勉強を見る
22：00	筋トレ後、お風呂
23：00	就寝

睡眠時間

7時間40分睡眠。寝ている割には睡眠不足を感じる

- 朝から仕事と食事が一緒になって切り替えができていない。それなりに睡眠時間はとれているから、15分早く起きてコーヒーと朝食タイムをつくるようにしよう

- 午前中がオンラインミーティングで埋まると、自分の仕事のスタートが遅くなる。そこまで重要でないミーティングは不参加にすることも一考したい

- 友だちとオンラインゲームをしているときはリラックスできる。気持ちが完全にオフになる感じ

し過ぎ

公私ともにオンラインでやることが多い印象。寝る前は読書とかに変えようかな

例3 30代男性（テレワーク）

08：40	起床
09：00	オンラインでの朝会
09：15	✓メール返信、資料作成、朝食（プロテインバー）
10：00	✓オンラインでのミーティング
11：00	✓オンラインでのミーティング
12：00	資料作成
13：00	オンラインでのプレゼンテーション
14：00	PC作業をしながら昼食（カップ麺）
16：00	オンラインでのミーティング
16：30	PCで作業
19：30	終業後、コンビニに買い物
20：00	夕食（焼肉弁当、糖質オフビール）、テレビ鑑賞
21：00	オンラインゲームをやりながら間食（お菓子）
23：30	お風呂
24：00	ベッドに入ってスマホでネットサーフィン
25：00	就寝

充電の方法は本当に人それぞれなので、ほかにも参考例を挙げてみます。

・動画鑑賞→夫婦で好きな動画を観ながら笑うと癒やされた
・ヨガ→先生が素敵だとテンションがあがる！
・趣味→釣りの動画を観ながら釣具を磨くとリラックスできた
・支度→明日着る洋服のコーディネートを考えていると前向きになれる

さらに、**疲れを感じるなど、自分のなかの〝電池〟が消費されそうなこともチェックしてみましょう。**誰かに見せるものではないので、心のおもむくままにチェックしてください。消費については、理由に加えて、思いついた改善案も一緒に書いておきましょう。

・仕事→毎月経理作業が嫌でギリギリまでためてしまう。もっと管理しやすいものを探そうかな
・通勤→これだけ毎日消費しているなら、本当に引っ越しを考えてもいいかもしれな

い
・ママ友とのお茶時間→そのときは楽しいけれど、実はその後ちょっと疲れている……。回数を減らそうかな
・オンラインミーティング→休憩なしで立て続けはかなりつらい。欲張ったスケジュールを組まないようにしよう

こうして振り返ると、これまで休んでいるつもりでいた「ソファーでダラダラ過ごす」「好きな海外ドラマの一気見」などの行動が、意外と回復につながっていないことに気づく人もいるかもしれません。

それは、生活全体を俯瞰してみることで、「それがきっかけで間食が増えている」「神経が昂《たかぶ》って寝つきが悪くなっている」「毎晩ちょっと自己嫌悪がある」といった、これまで顧みることがなかった新たな発見があるからです。

「回復したかどうか」を基準に考えると、休んでいるようで実は休めていなかったことを自覚する人は少なくないのではないでしょうか。こうして、**自分の時間の使い方**

や生活全体を広く見渡しながら、「充電」と「消費」のバランスに気づいて調整していくことがワークの目的です。

わたしたちの生活には、おもに**「仕事」「家事」「人づきあい（家族含む）」「睡眠」「食事」「自分のための時間」の6つのファクター**があると、わたしは考えています。このうち、**「仕事」「家事」「人づきあい」はエネルギーを消費しやすく、「睡眠」「食事」「自分のための時間」はエネルギーを充電するもの**になります。

仕事柄、体調のバランスを崩している人にたくさんお会いしますが、そうなるときにはこの消費と充電のバランスが必ず崩れています。

逆にいえば、体調を整えもっとパフォーマンスを上げたいと考えるのならば、消費と充電のバランスが最適になるように、行動のピースを少しずつ調整していけばいいのです。もちろん、それも人それぞれ異なりますから、自分がどのようにピースを組み合わせればいいのかを、日々調整していくことになります。

1日の行動の「見える化」は、できれば夕食後、ひと息ついたタイミングで行うといいでしょう。**夕食後なら、過去のログを振り返りながら、「このあと寝るまでどう過ごすと充電できるか」を考えて、寝るまでにより最適な行動を選びやすくなる**からです。

「1日のおもな行動」を思い出すのに時間がかかったり、疲れてしまったりする場合は、日中にリアルタイムで書き込んで、質問ワークだけを夜にするのがおすすめです。

まず**「いまの自分の行動（状態）」を書き出して、客観的に把握しながら自分の時間の使い方を見直していく**。そうして積み重なった自分だけのエビデンスが「自分のトリセツ」であり、これさえあれば少しずつ、「疲れない」「ストレスをためない」選択ができるようになります。

ほかの多くの人や、広く受け入れられている情報と違っていても構いません。自分が気持ちいいと感じるポイントはそのまま置いておけばいいし、逆に疲れをためる原因になっているエラーポイントは、意識して改善していけばいいのですから。

第3章で触れる睡眠の取り方では、自分の睡眠タイプを判定し、自分に合った睡眠時間を知る方法を紹介します。

あなたの疲れは「し過ぎ」が原因

コロナ禍でテレワークが推進されるなか、「オンラインのミーティングやセミナーは疲れる」という声をよく耳にします。対面ならそれほど疲れないことでも、オンラインになると疲れを感じるのは、おそらく同時にできる作業(メール返信など)をして、効率よく仕事をしようとしているからではないでしょうか?

同じく、なにかの作業をしながらセミナーなどに参加しても、話に集中することは難しく、満足感が少なくなっていると見られます。

また、**仕事をしながら食事をする人が少なくないと思いますが、これも効率が悪い典型的な行動**です。なぜかというと、**仕事をしながら食べられるもののほとんどが「片手で食べられるもの」であり、つまりは栄養が不足しやすく、本来「充電」でき**

るはずの時間に充電がされないからです。

例えば、おにぎりやサンドイッチだけでは、摂《と》れる栄養素はほぼ糖質です。片手で食べやすいお弁当（チャーハンやカレーライスなど）にしても、必要なたんぱく質量は摂れません。脳を働かせるのは食事（栄養素）ですから、栄養が不足すれば、パフォーマンスが著しく下がってしまうのです。

そのため、食事コンサルをするときは、**デスク食というマルチタスクをやめる**ことをお願いしています。最初は「仕事が忙しいから仕方ない」と抵抗されますが、行動の記録によって、思いきって昼食休憩をとった日のほうが、午後の生産性が上がった（いつもより仕事を終える時間が早かった）という結果が見えることで、納得されるようです。

疲れている人のほとんどは、「し過ぎ」で疲れています。

家事であれば、特にワーキングマザーの場合、朝と夕方に作業がかなり集中しているパターンが見られます。それこそ家族の食事やお弁当を用意しながら、自分はキッチンに立って、おかずをつまむだけという人もいます。

でも、立ったまま食べた食事は満足度が低く、逆に間食が多くなりどんどん太りやすいサイクルに入っていく傾向が見られます。

ワーキングマザーに限らず、「ダイエットできない」という人のほとんどは、なにかを頑張り過ぎています。


そんな人は、いまの多忙な生活のうえに頑張って上乗せ（＝マルチタスク）をするのではなく、**行動を省いたほうが時間を生み出せて、なにより疲れを確実に取ることができます**。

だからこそ、自分の1日の行動を振り返り、**マルチタスクになっている行動をできるだけ単純化するのを意識する**ことがとても大切なのです。


ただ、「時間がないからマルチタスクになるのであって、それぞれにしっかり取り組めるような時間はない！」という場合もありますよね。そこで、そもそも、それらはすべてしなければいけないことなのかも見ていきましょう。

ワーク
「1日のおもな行動」を振り返り、「込み入っている箇所」を□で囲んでチェックする

自分の生活全体の時間の使い方を見ながら、**この囲まれた部分のなかに省けるものはないか、「ここまでしなくてはいけないものなのかな？」と感じるような部分を、冷静にチェックすることが大切**です。

例えば、クライアントとのオンラインミーティング中に、別のチームとのチャットをオフにしても、意外と問題がないどころか、それぞれ集中して取り組むほうがよりよいかたちでアウトプットできることもあるかもしれません。

「今日はちょっと品数が足りなかったかな」という献立になったとしても、家族と一緒に座ってゆっくり食べられるようにする――そんな生活のほうが、もっと元気になれるかもしれません。

単純に、そのうちひとつの作業をほかの時間にずらしたり、作業の組み合わせを変えたりするだけでも楽になることがあります。

限界がわかるのは大人のたしなみ

ただ、働き過ぎや頑張り過ぎなど、人から評価されやすいことを「し過ぎ」ている人は、その行動が自分自身にとってマイナスに働いていることになかなか気づけません。たとえ人に評価される成果を出せたとしても、疲れが取れなかったり、このままでいいのだろうかと迷いがあったりするのなら、それはただの「やり過ぎ」かもしれません。

そんなときは、し過ぎているなにかを減らすタイミングです。そこで、次のワークをしてみましょう。

ワーク

・今日、し過ぎだなと思ったことはある？

「し過ぎ」の目安のひとつは、「それが自分の人生を豊かにしているか」と問われたときに、即答でYESといえないことです。「そうしなくちゃいけない」と自分で自分を苦しめているなら、せっかく頑張っていてもいつまでも幸せにはなれません。

「はじめに」で、わたしの「し過ぎ」は「ダイエットのし過ぎ」だったとお話ししました。当時のわたしは、やせてきれいになりたかった、幸せになりたかったのだと思います。

でも、やせてもきれいになれませんでした。そして、幸せになれないどころか、その「し過ぎ」は心と身体の健康を蝕《むしば》みました。つまり、人生を豊かにしてくれるものではなかったのです。

わたしは、「やせてなにがよかったですか？」と聞かれると、**「ダイエットに時間と心を奪われなくなったことがいちばんよかった」**と答えています。日々、強烈な食欲と頑張って戦い、カロリー計算に縛られて食べられないストレスを抱え、結果、我慢し過ぎのストレスで暴飲暴食がやめられなくなり、リバウンドを繰り返す——そんな時間とエネルギーの消費は、自分の可能性を奪うだけでした。

やめたいことならやめればいいですが、「頑張らないといけない」と思って、し過ぎてしまうこともあります。そんなときには、**執着を手放してあきらめることがとても大切**です。年を重ねれば重ねるほど、心身にフィットするものは変わっていきます。**「このやり方はもういまの自分には合わないな」とあきらめるのは、自分に負けることでもなんでもなく、大人として必要な認識**だと思います。

頑張れる人ほど勢いで走れるだけに、調子が悪くなる根本理由を見ていません。

限界がわかるのは大人のたしなみです。

お酒の飲み方ひとつとっても、自分の限界を顧みずに酔い潰《つぶ》れてしまうのは、ちょっとカッコ悪い振る舞いだと思いませんか？　それと同じで、仕事でも家事でも体力においても、自分の限界を知るのは大人として身につけるべきたしなみでしょう。

一時的に立ち止まって休んだとしても、長期的に失うものはほとんどありません。

休むときには勇気が要りますが、**誰かが最後まであなたの面倒を見てくれるわけではない**のですから、自分で自分を守っていく姿勢が欠かせないのです。

そのためには、**「休む」ことの価値を低く見積もらない**ことです。「仕事」「家事」「人づきあい」の次の次くらいに休むことを考えると、自分の限界を意識できずに準備を怠ってしまうし、休みを上手に取るスキルも養えません。

本来、休むことの優先順位はもっと高いはず。もっとも大事な自分の心身にかかわる休むことの価値は、「仕事」や「家事」と同じくらい、いや、それよりも高く見るべきものではないでしょうか。

むしろ、休むことの優先順位を高く置くから、「仕事」「家事」もうまく回っていくと考えたい。食べる、寝る、運動するといった基本的な生活を整えて、しっかり休み、生活をシンプルにするほど時間や生活にゆとりが生まれていくでしょう。

いまの生活のなかから「し過ぎ」をやめるだけで、ストレスに追い詰められることなく、心に余裕を持って生きられるはずです。

わたしが食事コンサルをするときも「何時に起きましたか?」からはじまり、クライアントの1日の動きをヒアリングします。その理由は、「どのタイミングなら負担なく改善できるか」を知るためです。食事ひとつ変えることだって簡単なことではありません。有限な時間を使うものだからこそ、点ではなく、面で考えるのです。

1日の見える化にはじまり、これら初回のワークは20分程度かかりますが、慣れてきたら毎日10分もあれば続けられる簡単なものです。毎日取り組むのが大変なときには、「心地よく過ごせた日」と「いつも以上に疲れを感じた日」の両極の日を記録するようにしましょう。

充電につながる過ごし方、消費につながる過ごし方のそれぞれのパターンがわかってきたら、その「自分のトリセツ」は、あなたの生活と人生を変えるための強力なツールになるでしょう。

「食事瞑想」で満足感を高めよう

マルチタスクで効率よくこなそうとするよりも、毎回ひとつの行動にフォーカスできれば、集中度が高まり疲労は確実に減っていきます。そして、日々の生活で感じる幸福感にも変化が現れます。

そのわかりやすい例としておすすめしたいのが、**「食事瞑想《めいそう》」**。簡単にいうと、食事と一緒にしがちな仕事やテレビ視聴、スマホ閲覧などの作業を食事と切り離し、食事そのものに意識を向ける瞑想法です。

いま心の不安を鎮めて落ち着きや明るさを取り戻すために、瞑想を実践するビジネスパーソンが増えています。ただ、毎日瞑想の時間を確保するのは、多忙な人には難しい場合もあるでしょう。

そんなとき、食事時間を利用して心を整えられる食事瞑想は、誰にでも簡単に実践できる方法です。食事中ずっと……というのは大変なので、最初のひと口だけでも実践してみてください。

ここでは、多忙な人にも取り入れやすいシンプルな方法をご紹介します。

【食事瞑想の手順】
①料理を目で観察する
②口に運び入れたら、静かに箸《はし》（カトラリー）を置く
③目をつぶり、香りと味わいに意識を向ける
④ひと口につき30回噛《か》む

①最初に「いただきます」と手を合わせて、目の前の料理をゆっくりと観察します。すぐに手をつけがちな料理を、まずは目でしっかりと味わうようにします。目の前にある素材や料理がどこからきたのか、どうやってつくられたのか……といったことに思いを馳《は》せ、感謝の気持ちで食事に向かいます。

②ひと口目を口に運び入れたら、いちどカトラリーを置きます。このとき、音をあまり立てないように、優しく置いてください。

③目をつぶり香りと味わいを楽しみます。五感のうちひとつだけ（視覚）でもシャットダウンすると、そのほかの嗅覚《きゅうかく》や味覚が敏感になります。目をつぶった状態で、料理の香りと味わいを楽しんでください。

④ひと口につき30回噛み、香り、味、食感の変化を味わい、食べ物が喉《のど》を通るときの感覚も意識して食べます。

この一連の動きによって、食べながら「いま、ここに集中する」のです。マインドフルネスな動きはストレスを減らし疲れを軽減するといわれますが、**「よく噛む」ことによっても、「幸せホルモン」といわれるセロトニンが活性化**するなど、いいことづくしです。

また、食事瞑想をすると、料理に対する感覚も磨かれます。

味覚が敏感になり、加工食品の多くは食べやすい一方で噛む必要がない、つまり、ゆっくり味わうのが難しいものだと発見することもあるでしょう。「ふだん仕事しながら食べていた分にはおいしく感じていたのに、ゆっくり味わうと妙な甘みが気になった」と感じて、毎日食べていたお菓子をやめた人もいます。
このように、ふだん自分が食べているものについての新たな気づきは、ときに嗜好《しこう》の変化を生じさせます。**「いま自分が食べているものはどんなものか」「いま自分はどんな食べ方をしているのか」に気づけるようになっていくと、少量でも満足しやすくなり、より健康にいい食べ物を選択できる**ようになるのです。

食事瞑想をするのが難しい人は、間食（おやつ）やコーヒーなどの飲み物で試すといいかもしれません。お腹を満たすことではなく、味わうこと、感じることに意識を向けると食べ過ぎや飲み過ぎを防ぐことができます。
コーヒーなどは、もともと気分転換のために飲んでいる人が多いと思います。その場合も、目を閉じて香りを感じてから飲むと、より気分転換ができるでしょう。五感のなかでも、嗅覚は最初に脳に届くとされ、ただ飲むよりも香りの刺激を与えたほうが満足感は高まります。

様々なタスクに埋もれて、大切な充電源である食事がなおざりにならないように、食事瞑想を活用して、口にする食べ物の影響に気づくことを体感してみてください。

「疲れたから休む」では遅い

健康な生活を送るには、自分の時間の見える化と、自分に対する問いかけが大切だと書きました。ビジネスパーソンに夕食後の行動を聞くと、「特になにをするわけでもなく過ごしている」と答える人がたくさんいます。そして、特になにをするわけでもなく体を休ませた結果として、テレビを観たり、ゲームをしたり、ネットサーフィンをしたりする時間が長くなります。

でも、こうした行動は「休む」ことにカウントできないとわたしは考えています。この方法でしっかり休んで充電できているのなら、夕食後にもまだ元気があって、「のんびり過ごす」以外の行動が見られるはずだからです。そうではないのだから、いまの休み方には、「寝る前のスマホ」のように睡眠の質を下げる要素が含まれているかもしれません。

そのため、先のワークでは「消費」には分類されなかったものでも、あらためて時間配分や調整をする必要があるのだと思います。

なぜわたしがここまで時間の使い方や休み方の質にこだわるのかというと、食事コンサルティングをしていると、**疲れた状況では回復手段が限られることを目の当たりにする**からです。

そして、**疲労に対して対症療法で挑むのは現実的にコストパフォーマンスが悪過ぎる行為**だからです。

定期的にマッサージへ行かなくてはならないなら、「どうしてわたしの体は凝りやすいんだろう?」と考えることが大切であり、不調や疲れを引き起こしている根本的な原因を取り除かなければ、いつまでもお金に頼って問題に対処しようとしてしまいます。

短期集中のダイエットプログラムにお金をかけるのも、お金をかけて蓄えた脂肪を、お金をかけて落としていくという不思議なサイクルに陥っています。日々のメンテナンスを怠ったばかりに、まとめて時間を奪われたり、お金がかかったりするのは、とてももったいないことではないでしょうか。

変えるべきなのは、症状ではなく、それを引き起こしている生活のなかの行動や仕組みのほうなのです。

自分の荷物は自分で軽くする

生活のなかから疲れをなくすには、たとえ最善ではなくても、最悪の選択はしないように、行動を少しずつ変えていく必要があります。

そこで、「1日のおもな行動」を記録するワークが1週間ほどたまったら、**チェックをつけた消費ポイントやマルチタスクになっているところ、し過ぎている行動を再度振り返り、まずは時間のスライド、もしくは時間を少しカットできないかを考えてみてください。**

例えば、「ドラマ鑑賞」にチェックされていたとします。いちどハマるとそれが楽しみのもとにもなるのですが、度が過ぎると、観終わったあとで心のどこかに「時間の使い方や生活を変えたい」という気持ちが生じることがありますよね。そんなときは、**制限のある時間帯（入浴や通勤など）にスライドさせていくなど、無理のない範囲で少しずつ調整を試していく**のです。

「休んでいるつもりでも充電はできていない」という生活パターンに気づき、充電と消費のバランスを整えていく。「し過ぎ」に関していえば、まさに主婦にとっての料理のように、自分がしなければならないと思い込んでいる行動は、どんな人にもひとつやふたつはあるはずです。

そこでどんな人にもおすすめしたいのが、**いまの行動からの「マイナス1」を試す**ことです。例えば、料理をつくるのに疲れていたり、かけている時間が多過ぎると感じたりしたら、夕食を1品減らしてみる。自炊の回数を減らしてみる、でもいいと思います。

余分な行動は自分のエネルギーを下げる原因になるため、24時間の行動を書き出したあとは、とにかく**引き算できそうな行動に気づくことがとても大切**です。いまの時点でこだわりを手放せなくても、「いざというときはこの行動をカットできる」と認識するだけでも、疲れをためて突然心が折れるような事態は防げるでしょう。

また、毎日の振り返りで「これくらいなら問題はない」と思ったことも、1週間分をまとめて振り返ることで、「やっぱりこういうときは無理せず充電しよう」などと冷静に判断できるようになります。

生活のなかの重荷をチェックし、引き算できる行動を挙げていくと、自分の荷物を自分で軽くすることができるようになります。

自分のなかにある回復力、マネジメントスキルの向上を実感できるようになると、苦しいときでも希望を持って前向きに進んでいけるようになれるのです。

「充電リスト」を使って自分軸で生きる

「消費」する行動が減って自分の荷物が軽くなると、回復につながる「能動的な休

み」の時間をつくれます。そして、その予定を先に入れるだけでも生活が整い、行き当たりばったりな時間の使い方による疲労を回避することができます。

例えば、「週末に山へ行って気分転換する」という能動的な休みの予定を入れたとします。すると、少なくとも前日夜はお酒を飲み過ぎないようにして、しっかり睡眠を取ることを意識するでしょう。平日も楽しみながら準備したり、必要な情報を収集したりして、ワクワクして眠りにつける日が増えるかもしれません。楽しい休みの予定が入っていれば、平日はそれに合わせて少しずつ行動に調整が働きます。

逆に、週末になんの予定も入れていなければ、平日のストレスを忘れるために金曜に暴飲暴食をしたり、土曜の昼過ぎまで寝ていたり、遅く起きたことでその夜もテレビ観賞やゲームをして深夜まで過ごしてしまうかもしれません。

収納スペースがあるほど物が増えていくのと同じで、予定を空けておくとどんどん「し過ぎ」が増え、「他人軸」の予定が入ってきます。事前に能動的な休みの予定を入れておくことが、疲れをためないサイクルをつくるために有効なのです。

そこで、ワークが1週間分たまったら、言語化した充電ポイントをあらためて見返して、それを「自分のトリセツ」としてまとめていきましょう。自分軸で時間を過ごせるようになるための重要なワークです。

ワーク

・充電ポイントをリストにする

言語化した充電ポイントは、そのまま「自分のトリセツ」に加える「充電リスト」になります。パソコンやスマホでメモしていた人はコピペしてリストにしてもいいですし、わたしはアナログの手帳に書き加えています。

最初は1週間分まとめて、その後は定期的にリストを振り返りながら、自分の充電に役立っている「共通する行動（例えば、「手作業」「人と話す」など）」を見つけていくと、**「キーワード」がわかり自分の価値観がはっきり認識できて、日々の選択がとても簡単になっていく**のです。

日々のワークにおける充電ポイントは、「これをしているときに楽しかった」「このときテンションが上がった」くらいのノリで○をつけていきましょう。そして、○をつけてから「なんでだろう?」と考えればいいのです。こうしてキーワードをためていると、自然と言語化にもつながり、自分の幸せの感じ方がわかるようになっていきます。

ちなみに、わたしの充電リストはこんな感じです。

・夜遅くまで仕事をして疲れた日は、朝起きるのが楽しみになる朝食を仕込む
・夜にスパイスを使った料理をつくるとすごく気分転換になる
・インテリア系、住まい系の動画を観るとテンションが上がる
・朝にひとりの静かな時間をつくれると心にゆとりを持てる
・エクササイズはトレーナーよりもヨガウェアでしたほうがモチベーションが上がる

わたしの充電リストには、「食に関すること」や「はじめての体験」が多く出てくるので、そのふたつは間違いなく充電のためのキーワードになります。そして、このようにしてわかったキーワードをできるだけ意識して日々の具体的な行動に落とし込

むようにしているのです。

例えば、行ってみたいところをリスト化したり、はじめてのレシピに挑戦したり。冬には気が重くなりがちな子どもとの公園遊びも、「はじめての場所に行こう!」と考えることで、消費から充電ポイントへの切り替えとなります。

自分のための充電リストがあれば、「なにをしたら自分は回復できるか」が一目瞭《りょう》然《ぜん》になり、日常の充電ポイントがどんどん増えていくのです。

もし**充電ポイントがないときは、ほとんど休めていないないというサイン**。自分を充電して回復させる行動が1日のなかにほとんどないという、大きな気づきになるはずです。

日々、しっかり充電できていたらそれがいちばんですが、なかなかそうはいかないのが現実。そこで大事なのは、**自分の状態に気づく力であり、自分に力を与えるもの、奪うものの存在に気づいて調整する力を高めること**です。

そうすれば、「充電」につながる行動を選択しやすく、ストレスからも回復しやすくなるでしょう。

原因不明の疲れは「食事の9マスリスト」でチェック

ふつうに睡眠を取り、特にストレスも感じていないにもかかわらず原因不明の疲労感がある……。そんなときは、**「1日のおもな行動」に書き込んでいた「食事内容」を、3日分ほど抜き出して詳しく振り返る**ことをおすすめします。

食事バランスのよさを見るには様々なチェック法がありますが、判断基準が簡単でシンプルなほど思考と生活にゆとりができるので、わたしは**食事内容を「主食」「主菜」「副菜」の3つで考えています**。これは基本中の基本の考え方ですが、基本ゆえに最低限押さえるべきものだともいえます。

分類の仕方は次の通りです。

食事の９マスリスト

	主食	主菜	副菜・汁物
朝			
昼			
夜			

主食…ごはん、パン、麺など
主菜…魚、肉、卵、大豆、大豆製品を主材料とする料理
副菜…野菜、芋、きのこ、海藻などを主材料とする料理

主食…ごはん、パン、麺《めん》など（炭水化物の供給源）
主菜…魚、肉、卵、大豆・大豆製品を主材料とする料理（たんぱく質の供給源）
副菜…野菜、芋《いも》、きのこ、海藻などを主材料とする料理（ビタミン、ミネラル、食物繊維の供給源）

自分の食事内容を３日分ほど記入してみると、不足しているものが一目瞭然で把握できます。

疲れや不快症状を改善しようと思っても、それぞれの現状によって最適な食事はまったく異なります。そこで、**必ず３日分の食事内容を振り返り、なにが過不足なのかを把握して、バランスが悪いところを調整していくのが大切**になります。

食事内容の「見える化」で体調も生活も整う

食事内容をしっかり把握できると、自分には関係がない「余計な情報」に振り回されなくなります。「○○には△△がいい」といった小手先の情報ではなく、まずは土台をしっかりつくること。家の建築にたとえるなら、基礎工事をしっかりすることです。いま現在、**なんらかの疲労感を感じているなら、もっとも欠けているものから埋めていくようにしてください。**

特に、**「主菜」の欄が埋まっているかどうかは要チェック。**メンタル面でもフィジカル面でも、調子がよくない人は主菜――つまり、たんぱく質が不足している場合が大変多いからです。

ちなみに、現在の日本人のたんぱく質の摂取量は、戦後まもない1950年代とほとんど変わりません。

たんぱく質は心の動きに影響する神経伝達物質セロトニンやドーパミンにも関係しているため、不足するとフィジカル面だけでなく、メンタルの不調につながる場合があります。

ただ、**最近わたしのところにくるクライアントのなかで、疲労感をうったえる人には「主食」が不足しているケースも増えてきました。**いわゆる糖質オフの影響もあり、主食については、むしろ摂らないことを健康的だと考えている人も多く、食べることに抵抗がある人も多いと感じます。

最適な主食の量にはいろいろな考え方がありますが、わたしは、自分自身のログに見られる「行動」こそが判断軸になると思います。例えば、主食を抜いたときに「疲れやすい」「間食の頻度が高い」「集中できていない」などの記述があれば、いまよりも少し量を増やしたほうがいいでしょう。試しにしっかり食べた日はどうなのか、気持ち控えめに食べた日はどうなのか、その違いを比べてください。


また、便秘気味なら、おそらく主食を抜き過ぎています。炭水化物は悪者のように思われることがありますが、**糖質と、食物繊維という素晴らしい栄養素が合わさったものが炭水化物**です。ごはんは食事に占める容量が多く、主食をいたずらに抜くと、食物繊維の量がごっそり減ってしまい、お通じが悪くなりやすいわけです。

最近、脳腸相関というキーワードがよく聞かれるようになりました。緊張やストレスを感じるとお腹が痛くなるなど、体と心のつながりを感じることは日常にもあると思います。

ここでのポイントは、腸と脳は密接に影響を及ぼし合っていて、腸内環境が脳の活動にも影響を及ぼすということ。**メンタルや仕事のパフォーマンスにも影響があるものとして、「たかが便秘」と放置しないことが大切**です。

基本的に摂取するエネルギーが減ると、体は筋肉を分解してでもエネルギーを得ようとするため、代謝が落ちていきます。そうして筋肉量が減ると、さらに代謝が落ちてしまう。特に40歳以降はなにもしなくても筋肉量が落ちていくので、食べないのはとてももったいない行動ともいえます。

また、食事の9マスリストと1日の行動を併せて見ることで、「朝食を食べた日は暴飲暴食していない」「昼をサラダだけにするより、しっかり食べたほうが夕食を食べ過ぎずかえってやせている」というように、自分にとっての快適な量や食事のタイミングがわかるようになります。

摂食行動の乱れがストレスの原因と気づかせてくれることもあり、生活全般の立て直しにもつながるはずです。

夕食を制する者がすべてを制す

わたしは、仕事で経営者の人たちに会う機会もたくさんありますが、みなさん、例外なく食事に気を遣っています。

そこで「なぜ食事に気を遣うのですか？」と聞くと、「え、どうしてそんなことを聞くの？」というくらいの勢いで、「パフォーマンスが上がるから」と答えます。そして、忙しさを理由に食べない人はまずいません。忙しいことがわかっているからこそ、事前に対策を考え、5分でも時間を捻出《ねんしゅつ》しようとしています。

食事に気を遣ったり、パーソナルトレーナーをつけて運動したりする生活は、「お金にゆとりがあるから」できると思われるかもしれません。でも、充電がしっかりできているからこそ、第一線で活躍できるだけのエネルギーがあるともいえます。

わたしは、このようなライフスタイルは一部の特別な人たちのためにあるのではなく、人生をよりよくしたいと望むすべての人たちのためにあるのだと考えています。

少しの意識や投資で、それまでより高いパフォーマンスを出せるようになる、万人にとって大きなメリットが得られるものだと感じます。もちろん健康的な生活を優先すればするほど、慢性疾患や過度なストレスなどのリスクは必ず低下します。

そのためにも、**これからは食事を軽んじるのはやめましょう。**「食べ過ぎ」と同じように、「食べな過ぎ」もよくありません。食事の乱れはほかの様々な乱れにつながっていくので、食事の9マスリストのすべてのマスがしっかり埋まっているかを基準に、食事内容をチェックするのをおすすめします。

一方で、毎食しっかり9マスを埋めることを考えるのがストレスになっては元も子もありません。食事は生活の一部ですから頑張り続けないことも大切。食事コンサルでも、「いまは頑張らずに休んでください」と惣菜の買い方の話だけに終始することもあります。ただし、「いつも気にしない」のと「今日は食事のことを考えるのは休もう」というのは大違いだということを、ぜひ意識してほしいと思います。

生活と仕事のパフォーマンスを上げるためには、食事のタイムマネジメントも欠かせません。
ただ、3食とも規則正しい食生活を送るのはなかなか難しいものです。せめて1食だけでもタイムマネジメントをするとしたら、わたしのおすすめは夕食です。

食事の時間は健康的な食生活を考えるうえで重要な要素ですが、朝食と昼食は少々時間がずれ込んだり、食べ過ぎたりしてもそこまで問題にはなりません。ですが、ひとたび夕食の時間がずれ込むと、悪循環の起点になりやすいのです。

「夕食を制する者がすべてを制す」といってもいいほど、1日の最後に摂る食事時間は体に大きな影響を与えています。

消化には3〜5時間かかるため、寝る直前に食事をすると、睡眠中も内臓は消化活動にいそしむことになり、睡眠の質を低下させます。そうなると、朝スッキリ起きることは難しくなります。ギリギリまで寝ていたり、胃がもたれていたりして朝食が食べられず、充電ゼロの疲れた体で仕事に向かうことになりがちです。

さらに、睡眠不足によって食欲が増すホルモンの分泌が活発になり、エンドレスの悪循環がはじまるというわけです。

ですから、**1日のなかで最低1食をタイムマネジメントしようと思うなら、それを夕食に設定し、20時までに終わらせる**ようにすれば、効果はかなり高まります。**早い時間であればそのとき食べたいと思うものを食べることができる**ので、心も満たされるし、食べ過ぎさえしなければ大きな問題にはなりません。

夜遅くなると、頭のどこかでカロリーを計算し、「あまり体によくないな」と罪悪感を抱きながら食べる人もいるでしょう。だからといって、ビールとおつまみ程度の夕食にしたり、サラダだけで終わらせたりしたら、9マスのほとんどが空欄になります。それでは、食事で充電するどころか健康にとってマイナスです。

食事の時間がきちんと充電の時間になるようにするには、夕食の時間をコントロールするのがいちばん簡単なやり方なのです。

さらにもう一歩先に進めそうなら、**夕食だけではなく、自分が快適に過ごせる食事**

の時間・タイミングの目安を把握しましょう。そうすると、日常にもっと好循環を生み出せるようになります。

1日を長距離マラソンにたとえるなら、**いつどのタイミングに自分の「給水スポット」を置くと、疲れず、体調よく働けて、生活できるのか？** そこを見極めることはとても重要です。

ゴールだけに給水スポットを置いても、一時的には回復するかもしれませんが、そこまでに蓄積されていく慢性的疲労に対してほとんど効果はありません。

効率がよくなるように給水スポットを配置することが、疲れない体をつくる大切なポイントになります。

そこで、1週間分のログがたまったら、次の問いで見直してみてください。

ワーク

- パフォーマンスが高いまま、1日を快適に過ごせた日の食事のリズムは？
- 「充電できた」と感じられた食事は、どんな内容やシチュエーションだった？

本来、**食事は回復に必要な「充電」そのものです。自分にとって最適な給水スポット、つまりリズムを把握することからはじめるのが、とても大切なステップ**になります。

また、「充電できた」と思える食事にもパターンがあるはず。すごく好きな食べものでも、「これくらい食べるとあとで体がしんどいな……」という気づきもあるかもしれません。このふたつの問いに対する答えは、正解を書くというよりも、問いによる気づきを次のようにいろいろな角度から挙げてみてください。

・朝からバランスよく食べようとすると、準備にバタバタしてかえって疲れてしまう。朝は軽めにして、代わりに昼は少し早めにしっかり食べるようにしよう
・おやつに「大好きなプリンがある！」と思うだけで、昼食後すごく集中できた。これくらい食べていると、夜もあまり空腹ではないから食べ過ぎないでいられる
・お昼は軽めにしたほうが、夕食の時間が早くなって全体的によいリズムで過ごせる気がする

・夜の晩酌はビール1缶なら、そのあとのしたいことに影響もなく楽しめる
・今日のお昼はしっかり食べられたので、午後も集中できた。昨夜の残り物のおかげ。これから夕食は多めにつくるようにしておこう
・ホットプレートで焼き肉パーティー。準備の手間もないし、家族みんなよろこぶから頻度を上げてもいいかもしれない

こうした気づきを、1日のスケジュールの右ページにどんどん書き込んでいってください。パターンがわかったら、リストにまとめていくといいでしょう。**どんなタイミングで、もしくは、誰と、どこで、どんな食事をすれば回復できたのかを集めると、「自分のトリセツ」が充実**していきます。

自分のエビデンスは多ければ多いほど、健康的な選択ができるようになります。それは、「食事」が充電であることをより実感できるのと同時に、自分を疲れさせる食べ方があることに気づくからです。

夕食時のお酒ひとつとっても、飲むか飲まないかで意志力を試すような選択ではな

く、自分のエビデンスをもとに「飲むけれど20時まで」「平日は1杯までにする」と決めて、**「ここまでなら体に負担をかけず、心もしっかり満たされる」という自分の指標を持っておくことが大切**なのです。

自分に「問いかける」習慣を持とう

日々のストレスや気持ちのモヤモヤは、日々消化していくのがポイントです。そこで、ログをつけることに慣れてきたら、夕食後ひといきついたタイミングで、自分にこう問いかけてみてください。

ワーク

「今夜寝るまでのあいだになにをすると気持ちよく眠れそう？」

この問いに対してスムーズにアイデアを出せるようになる頃には、あなたはその日の疲れをその日のうちに解消できるようになっているはずです。いい睡眠が取れるのはもちろんのこと、ストレスのはけ口として食べたり飲んだりに気持ちが向かなくなります。この問いに対する答えが前向きになればなるほど、自分を扱いやすくなっていくでしょう。

そして、そのための時間をつくれるのは、自分しかいません。**大切なことを忘れてしまったり、いたずらにエネルギー消費を繰り返したりするのを、「見える化」して防ぎましょう。**

自分に対して問いかける習慣を持つことができれば、自分の答えを出せるようになるはずです。

第1章では「なにもしない習慣」の根幹として、シンプルかつ強力なワークを使って、自分の現状を把握する方法を紹介しました。1週間取り組んだだけで、自分のボトルネックになっているものに気づく人は、本当にたくさんいます。

なぜ、ここまで自分に目を向けて、自分の日常を記録したり、考えたりしなくてはならないのでしょうか？　それは、たまった疲れは、ときどきの休暇で解消できるようなものではないからです。

「自分のトリセツ」をつくることは、自分をマネジメントできるようになることにほかなりません。そして、実際に自分をマネジメントすることが、回復のための重要な要素になります。

疲れたときは、行動するのはもとより、考えることすらつらいものです。

だからこそ、日頃から自分の現状に対してあらかじめ考えておけば、日々の疲れやストレスをためこまず、簡単に回復することができるはずです。

第2章

休むことを「習慣」にする

休むことで得られる10のいいこと

第2章では、あなたの健康にとって欠かせない「休む」習慣をつくっていきましょう。毎回、頑張って「休みをとる」のではなく、休むことを習慣にする。生活のなかにリズムを生み出し、疲れているときやエネルギーが出ないときでも、てこのように**少ない力で自分をいい方向へ動かしていける力――それが習慣の力**です。

特にいまの時代は先が見えにくくなり、「これまで以上に頑張らなくては！」と感じている人がたくさんいると思います。そんなときは自分のために休むことや、時間を使うことに対してどうしても後ろめたく感じがちです。

そんな人にこそ人生の舵《かじ》を取り戻してもらうために、最初に休むことで得られる10のいいことをお伝えします。

①回復する
②ミスが減る

③リフレッシュできる
④長期的視点で戦略を立てられる
⑤自分の変化に敏感になる
⑥頭がスッキリする
⑦人に優しくなれる
⑧自分を最大限に活かせる
⑨安心感を得られる
⑩太りにくくなる

①〈回復する〉は、**充電するイメージ**です。スマホの充電がなくなれば動かなくなるのと同じで、日々自分の心が削られることや慢性的な疲れを、当然のように放置しないこと。休まずにいれば、「仕事」「家事」「人づきあい」などにエラーが起きやすく、疲れも感じやすくなります。**「食事」と「睡眠」を基本的な充電源と考え、それ以外のピースも「回復する」という意識で組み立てていく**のが大切な姿勢となります。

②〈ミスが減る〉のは、**しっかりと休むことにフォーカスし、かつマルチタスクを避けるようにしていると、集中するのがとても楽になる**からです。結果的に、仕事や作業の処理能力が上がっていきます。疲れているときや忙しいときにミスをしやすいのは、誰の生活にも起こり得ることです。

③〈リフレッシュできる〉のは、**生活のなかに余白ができると、心身がとてもすっきりする**ためです。「流れる水は滞らない」といわれますが、それこそ情報メタボの人は、血管が詰まって血液が滞っている状態と似ています。変わりたいときは、そんな体のなかのよどみをなくすこと。いったん抱えているものを吐き出して、**本当にしたいことや必要なことのために時間を使えるように、古い情報や無意識のうちに行っている悪習慣をときおり整理する**ことが必要です。

④〈長期的視点で戦略を立てられる〉については、**休む時間がなければ、つい目先の出来事だけで頭がいっぱいになってしまう**からです。ときどき「こんなに無茶して仕事をしていたら長生きしないだろうな」と、自嘲《じちょう》気味に話す人がいます。ですが、

実際は「働き続けられる前提」で35年ローンの家を買うなど、心のどこかで「なんとかなる」と思っているようです。しかし、寿命と健康寿命に差があるように、**自分が思っているように動ける年齢と、実際の年齢にも乖離《かいり》がある**ものです。楽観視し過ぎずに自分の現状を把握し、早いうちから長期的な視点で人生の戦略を立てる時間が必要です。

⑤〈自分の変化に敏感になる〉のは、**問題への対処と、自分へのエネルギー補給を適切なタイミングで行える**ことを意味します。例えば年1回の健康診断を受けるまで、自分が5キロ太っていたことに気づかない人もいます。でも、体重を5キロ減らすよりも1キロ減らすほうが楽なのは明らかです。放っておいて問題がよくなることはなく、なにごとも早めに気づいて対処することが大切です。**「どうして太ったのか」「なぜ疲れたのか」と自分の変化に敏感になれば、調整力も上がり、楽に回復することができる**でしょう。

⑥〈頭がスッキリする〉については、**タスクやインプットする情報などが減ると、**

考えるべきことが絞られて思考が整理されるからです。仕事をしながらほかのことが気になったり、逆に子どもと過ごす休日に仕事が気になったりするときは、5分でも休んで、気になっていることを書き出すとよいでしょう。もしくは、それに取り組む日時をスケジュールに入れるだけでもいいかもしれません。結果的に、つねに頭がクリアな状態に近づいていきます。

⑦「人に優しくなれる」については、**休んでしっかり充電できると、気持ちにゆとりが生まれる**からです。ゆとりがなくなると、まわりの人の感情にもなかなか寄り添えなくなります。家族やパートナーでも同僚でも、お互いにとって心地いい休み方を共有し尊重するからこそ、長く続くいい関係を構築できます。**「優しさは体力でできている」**とわたしは思います。いつもなら流せるようなことでイライラしていたら、それはもう休みが必要なサインです。

⑧「自分を最大限に活かせる」のは、**先を見据えた「自分の使い方」を考える時間ができる**からです。休むことで新しいアイデアが生まれることもあるし、回復すれば

無理をしなくてもテキパキと動けるようになるでしょう。すると、自分を最大限に活かせる道がどんどん拓《ひら》かれていきます。逆に、「忙しいから」「疲れたから」といって自分をごまかしていると、せっかくの資源が活かせません。

⑨〈安心感を得られる〉については、**自分でタイムマネジメントができるようになると、自分に対する信頼感が生まれる**からです。また休む時間を確保できると、「なにか起きても対処できる」という生活全体への安心感が得られます。休む時間をつくれたのなら「したいこと」のために時間をつくることもできる！　という確信も持てます。日々、**自分のために時間をつくれているという事実は、どんなに忙しいときでも「自分は大丈夫」と思える安心感をもたらしてくれる**はずです。

⑩〈太りにくくなる〉のは、多くの人が望むことのひとつです。第1章のワークに取り組むと、**睡眠がきちんと取れた日やゆっくり食事ができた日には、食欲が落ち着いているのを実感する人は多い**でしょう。「デスク食」や「ながら食」ではなく、食事の時間は食事の時間と割り切って、シンプルタスクで食事をしていれば、早食いや暴

飲暴食がなくなり、体が本当に必要とする食べ物を選ぶゆとりが生まれます。

また、体重計の数字に一喜一憂しなくなるのも大きなメリットです。休みのない生活のなかで、ダイエットまで頑張ろうとすると、気持ちにゆとりがない分、昨日今日の体重にこだわりがちです。

でも、休むことで自分にとっていいものをしっかり選ぶことができれば、肌の調子や精神の安定をはじめ全体のコンディションがよくなっているのを実感できて、体重だけを気にすることがなくなります。もしも、200グラムくらいの変動すら気になるのであれば、ダイエットを「考え過ぎ」かもしれません。その「し過ぎ」を意識して減らすだけでも、生活に余白ができるはずです。

まず、休む予定を押さえる

しっかりと休むことでセルフケアをして、コンディションのいい状態、いわば自分の土台をしっかりつくっておけば、いざ動こうというときに動けるのはもちろんのこと、以前の自分からは考えられないくらいのパフォーマンスを出せるようになります。

「そのうち」「いつか」と思っているだけでは、いつまでたっても「時間の使い方」を変えることはできません。そのため、なにもしない習慣をつくるための事前準備として、第1章のワークを通じて「タイムスケジュールの見える化」をしてもらいました。それをしなければ、「どこなら時間をつくれるか」がわからないからです。

忙しくてまだしていないという場合であれば、まずそのワークをするための時間枠を、最初は20分程度押さえてもらうといいと思います。

いずれにせよ、先に「日時を決める」のがポイントです。

先に休みの予定から入れる理由は、「休む」ことと「働く」ことは「充電」と「消費」のバランス上欠かせないので、セットで考えるべき行動だからです。

「休む時間なんてないよ」という人がいますが、働き方改革や在宅勤務の推進などにより、**パフォーマンスをどれだけ高く保てるかは、自分自身の時間の使い方にかなり左右される状況**です。

同じ在宅勤務でも「自分で時間をコントロールできるようになって家族との時間が増えた」という人もいれば、「なかなか集中できず夜遅くまで仕事をすることが増えた」という人もいます。

また、「在宅勤務で活動量が減った」という条件は同じはずなのに、「だから太った」という人もいれば、「通勤時間がなくなった分、運動できるようになってやせた」という人もいて、タイムマネジメントが得意な人とそうでない人とでパフォーマンスや健康格差が確実に広がっているのを実感します。

多くの人はプレゼンをする前には、資料作成やリハーサルなど準備の時間を設けると思います。同じように、いい仕事をするための時間として、「休む」時間を設けるのが大切なのです。「仕事の予定がどんどん入ってくる！」という人は、**仕事のアポイントメントを自分に取る感覚で、まず休みの予定を押さえてしまいましょう**。

かのビル・ゲイツは、Think Weekという期間を年に1週間必ず設けていたという有名なエピソードがあります。事前にスケジュールを押さえて、完全に業務から身を離し、本と紙とペンだけを持って静かに考える時間を1年に1週間つくっていました。そんな時間は別にビル・ゲイツに限らず、誰にとっても大事なこと。アイデアがひらめくのは仕事中やオフィスのなかだけとは限りません。

精神的にも肉体的にも健康を維持し生産的な状態をつくるためには、ワークスタイルが変わりつつあるいまこそがよいタイミングです。正しい自己認識のもとに、疲れているのに頑張る生活から、「働く」と「休む」をセットで考え、もっと生産性を上げていく生活へと切り替えましょう。

休まなければ休まないで、「充分やっている」「しっかり仕事をこなせている」と思ってしまうものです。本来の自分のパフォーマンスが出せていなくても、その状態が「あたりまえ」になってしまっているからです。

だからこそ、まずは休んで気づかなければなりません。

「休むと、仕事も体もこんなにいいほうへ変化するのか！」と体感するためにこそ、休みましょう。その体感のエビデンスを蓄積していくと、体のほうから先に自分にとって大切な行動を教えてくれるように変わっていきます。

あまり休まない人は、「休むと回復する」「休むとこんなに生産性が上がる」といった感覚すら、わからなくなっています。「とにかく休もう」と頭で納得するよりも、まず**先に休む予定を押さえてしまうのが、大切なはじめの一歩**です。

休みのあり方は人それぞれ違う

食事や睡眠は充電の時間であると同時に、仕事や家事などをし過ぎないように、ものごとに終わりの時間を決めてくれる重要なピースです。特にリモートワークをはじめ、家にいながらにしてできることが増えると、オンオフのメリハリがなくなり、生活はより乱れやすくなります。

たっぷり休日を取ったり、何時間もなにもしない時間を過ごしたりすることが、そのまま充電や休む行為になるわけではありません。

いまこそ、「自分にとって充電につながる休み方はなにか」という視点から、時間の使い方のバリエーションをトリセツとしてまとめる絶好の機会です。そもそも、そんなプランニングをして、生活のなかに余白をつくれること自体が、生産性が上がって集中できるようになっている証拠でもあるのです。

人は絶えず変化し、ライフステージも変わっていきます。特にコロナ禍以降、旅行や外出が制限され、気軽にカフェなどで気分転換もしづらい状況では、これまでと同じ休み方の選択肢だけでは疲れをためる人が増えているのではないでしょうか。こんなときこそ、第1章で作成した「充電リスト」の出番です。

仕事や家事などの「消費」中心の時間軸から、自分のための「充電」時間も両立させるライフスタイルへと変えていきましょう。それは、自己中心的でもなんでもなく、はっきりいえば「保身」のために必要な行為であり、リスクマネジメントそのものなのです。

「なにもしない」のは、自分に合ったリズムで、自分を活かしながら生きるための戦略。

無理をして心身を壊さないためにも、肩の荷を下ろす時間を日常的に確保していく姿勢が必要です。

「自分を幸せにしない行動」をやめる

毎日たった10分でも、自分のために「なにもしない」時間をつくるためには、スクリーンタイムをチェックし、「なににどれだけ時間を費やしたのか」を「見える化」するのが有効です。たった1日30分のネットサーフィンでも、1週間で3・5時間、1年では182時間。なんと、7・6日分に相当します。

自分のための時間が182時間もあれば、なにかできそうな気がしませんか?

この事実を知ると、もはや「忙し過ぎて時間がない」とは思えないですよね。1日を振り返って「なにをしていたんだろう?」と思ってしまうような時間は、もうなくしてもいい時間なのかもしれません。

ネットサーフィンならまだ「時間を使っている」感覚がありますが、LINEのやりとりなどは細切れな時間ゆえに、時間を使っている意識すら持てません。なのに、話したら3分で済むような内容を30分もかけてやりとりしていたりして、「塵《ちり》も積もれば山となるとはこのことか……」と、スクリーンタイムを見て驚愕《きょうがく》するときもあります。

かくいうわたしも、ちょっと気になることがあればすぐにスマホで調べて、そこからネットサーフィンにはまり込んでしまう悪い癖がありました。そこで、気になったことはキーワードだけをメモしておき、まとめて一気に調べる習慣をつくったのです。また、自宅ではふだん居る部屋とは違う部屋にスマホを置くようにして、無意識に行っている時間の消費を減らすよう心がけています。

ただし、特定の行動を一概にいい悪いと決めつけるのではなく、**その時間が自分の回復に役立っているかどうかを、自分で冷静に考えることが必要**なのだと思います。

例えば、必要だと思われるテーマでのネットサーフィンでも、情報を集め過ぎると、結局なにがいいのかわからなくなって、方向性を見失うケースがあります。

職業柄、わたしは「ダイエット迷子」の人によく出会いますが、これはどんな分野でもあり得ること。情報を集めて頭で考えているだけだと、結果を出すまでにとても時間がかかってしまうのも気になります。

食事と同じように情報収集にも適正量があります。書籍なども読みっぱなしにするのではなく、なんらかの具体的なアクションにつなげて、トライ&エラーを繰り返しながら「自分に合っているものはなにか」と、トリセツをつくっていくのが大切です。

また、がむしゃらに働くのもときに必要ですが、「時間の総量」よりも「いかに高い集中力を維持できるか」――つまり、**心身のコンディションが仕事の質を左右する**こともあります。

たくさん食べれば体を壊すように、情報を集め過ぎても脳は疲れるし、仕事も度が過ぎれば体だけでなく心のコンディションまで悪化させます。

そこで、なにごとについても、**「これくらいなら生活全体が快適になる」という、「仕事」「家事」などピースごとの適正量を、ログを振り返ることで考えられるといい**と思います。

「キャリアアップのためのセミナー受講はもう少し厳選して疲れない程度にしよう。むしろ、受け身ではなく能動的に勉強する時間を取ろう（＝インプットを減らす）」

「基本的に家族の健康を考えてすべて手料理にしたいけれど、このプロジェクトの間はお惣菜も上手に活用しよう（＝家事を減らす）」

「週末は丸1日家族で過ごしていたけれど、家族と相談して2時間は自分のためだけの時間をつくるようにしよう（＝自分時間を増やす）」

「金曜日は集中して6時間で仕事を終わらせて、2時間は自分のための時間にしよう（＝他人軸の仕事時間を減らす）」

いろいろと考えられると思いますが、実際にやめること、減らすことは勇気がいるものです。まずは、「今日1日新しいパターンを試してみよう」というくらいの軽い気持ちで行ってみてください。そして、実際にトライし、それがあなたの生活に快適さをもたらしたなら、しばらく続けてみればいいのです。

このように適正量を考えるのは、仕事環境が変わったとき、転職したとき、家族に変化があったときなど、変化のタイミングはもちろん、原因不明の疲れやモヤモヤを抱えているようなときにもおすすめです。置かれている状況が変われば事情も変わりますから、アップデートをするほうが自然なのです。

わたしの場合も、子どもを中心にタイムスケジュールを組んでせっかくの仕事をお断りするときもあれば、夫に頼んで週末でも仕事をするようなときもあります。また、子どもが生まれてから2年ほどは、栄養士の仕事はほぼ休み、当時、日本マイクロソフト株式会社の業務執行役員で、現在は株式会社圓窓代表取締役の澤円《さわまどか》さんのマネジメントというまったく違う仕事をしていました。

我が家は共働き前提の家庭運営ですが、同じ働くにしても、それまでしていた講演や研修、本の執筆など、家族になにかあっても休めない、代わりがいない仕事は、時間的にも精神的にも負荷が大きく感じられたからです。そこで誰かのサポートをするという軸はそのままに、出版や講演といったこれまでの経験を活かして裏方に徹するという働き方に変えたのです。コンディションを保てるバランスを考えていろいろ試し、ちょうどいいところに落ち着くという感じでしょうか。

お金については収支のバランスを重視するのに、仕事量となると、途端に調整や配分ができなくなってしまうケースは多々あります。でも、これもプランニングの問題。**時間という誰にとっても限られた「予算」を適切に組み、とらえ方を変えると、案外仕事脳を使ってうまくさばける人も多い**のではないかと見ています。

過去のやり方や習慣に固執すると、たとえもっといい方法があっても試すことすらできません。しっくりこなくなったこと、いまの生活に合わないと感じることは、ときどき整理して手放す必要があるのです。

ダイエットでも「若い頃はどれだけ食べても太らなかった」「若い頃はちょっと食事を抜いたらすぐやせたのに」という人は本当にたくさんいます。でも、時間の経過とともに自分の状態が変化していくのは当然のこと。**過去の経験にこだわっていると、思うようにいかないことが増えて劣等感を感じやすくなってしまいます。**

人の心は「見ているもの」に似ていく

「なにもしない」習慣をつくっていくためには、自ら生活をシンプルにしていく姿勢が欠かせません。日常の「し過ぎ」をできるだけカットし、生活をシンプルにしていくと、漠然とした不安感を抱えにくくなり、自分が本当にしたいことのために時間を使えるようになります。

でも、「生活をシンプルにしていこう」と思った矢先から、乱雑になった部屋を見たらどうでしょう。「忙しいから無理」「やっぱり自分にはできない」という気持ちになってしまいませんか？

そこでまずは、無駄なものを捨てることから生活全体を再構築していく視点を持ってほしいと思います。わたしはかつて心療内科併設の研究所に勤めていたときに、尊敬する上司からいわれた言葉を、いまも自分の生活のなかで意識しています。

それはこんな言葉でした。

「人の心は見ているものに似ていくのよ」

「見ているもの」は、情報と言い換えてもいいでしょう。心を整えるのが難しいときには、先に生活（居る場所）を整えて、そこに似せていくのもひとつの方法です。

食事コンサルを行うときも、まず食卓の上を片づけることからはじめてもらうことがあります。ふだんクライアントが見ている食卓の情報を、いい影響を与えてくれるものに整え直すわけです。食べ方がちぐはぐになったり、適当に食事を済ませたりしている人たちに、「いま家の食卓の上はどんな状態になっていますか？」と聞くと、ほぼすべての人が「恥ずかしいですけど……めちゃくちゃ散らかっています」といいます。

食卓に座ったときに、落ち着かないから早食いをし、食卓の上を見ないようにテレビやスマホに視線を向けるから、適当に食べるシチュエーションが生まれるわけです。

自分が食べているものをほとんど見ていないのは、自分を見ていないのと同じことです。

これが独身の男性ともなれば、帰宅したら自宅の鍵《かぎ》やスマホから雑誌や会社の書類にいたるまで、なんでもテーブルに置いて、いざ仕事の続きができるような状況で空腹を満たすようにガツガツ食べるという人もいます。

そこでわたしは、ちょっとした演出でスイッチが入るタイプやこだわり派だと感じた人には、「お気に入りのお皿を1枚買って、ワンプレートでいいので、買ってきた料理を盛りつけて食べるだけでも違ってきますよ」とアドバイスを送ります。

なぜなら、**かたち（見かけ）から入ったほうが楽に改善できるし、人の心はやはり見ているものに似ていく**からです。

目の前に広がる乱雑な現実のなかでは、「自分を大切にしている」とはなかなか思えません。リラックスしたくても、なかなかそうはいかないのです。くつろいでいるというよりも、ダラダラしている感じになってしまい、そんな生活を続けていると「どうせ惣菜だからさっさと済ませちゃおう」「空腹さえ満たせばいいや」と、どんどん食生活が乱れてしまうのがオチです。

食事中に見ているものを整理できたら、次は冷蔵庫の整理にも着手しましょう。賞味期限切れの食品を捨てるのはもちろん、あったことすら忘れていたものは早めに料理して片づけてください。

冷蔵庫のなかになにがあるかわからない状態だと、なにかをつくろうとしても選択肢が簡単でなくなり、それだけで毎日時間を取られて、無駄な買い物も増えてしまいます。そして、無駄な買い物が増えると、「もったいない」と感じてまた余計に食べてしまう行動につながるというロジックです。

人は、そこにあるから食べるのです。そして、いちど視界に入ったものを思考から取り除くのはそう簡単ではありません。だからこそ、「なかったら食べなかったのに……」というようなものは買い置きしない。そして、早めの整理が鉄則になります。冷蔵庫も、開けた瞬間になにが入っているかがわかる状態にとどめておくのが大事。こんな場面でも、余白があることがあなたの体と生活を守ってくれます。

さらにいうと、以前に購入したダイエット食品が残っているという人もいます。でも、うまくいかなかった「過去」を見えるかたちでいつまでも残しておくと、「相当やる気を出さないと自分にはできない」「ダイエットって大変」というネガティブな思考につながりかねないので、続かなかったダイエット食品は、「うまくいかない方法を発見できた！」ととらえ直して、視界から消してしまいましょう。

あなたは、食事や情報といった自らが摂取したものや、見ているものでつくられます。

なんだか心や生活が乱れているけれど、改善のためにワークをするのも面倒だと感じたときは、とにかく家のなかのものを徹底的に整理するのが効果的。1箇所にフォーカスして行うのでもいいので、目に見えるものがひとつきれいになるだけで、驚くほど心がスッキリするはずです。

「食べ過ぎない」「夜遅くに食べない」

わたしの職業柄、もったいない時間の使い方をしているように感じるのがダイエットです。ダイエットには中毒性があり、ダイエット自体が生活の一部になることで日常的に時間と気力を割いている人もたくさんいます。

多少体に悪くても、間違っていてもなんでもいいから、「とにかく体重を落としたい！」というときもあるでしょう。でも、もし正しいダイエットがあるとすれば、それは時間が多少かかっても健康を損なわない方法だと考えます。

わたしたちには一人ひとり異なるライフスタイルがあり、年齢によって代謝の働きなども変化するため、いまの時点で有効でも、それが5年後も自分に有効だとは限りません。

それを思うと、ダイエット本を1冊読んで、「これがいい！」と信じ込んで行うダイエットに、普遍的な正しさは存在しないのではないかと見ています。

すべての人が結果を出せるダイエット法はないと考えたほうがよく、一人ひとりが自分のプランを立てるしかないのです。

でも、それは言葉でいうほど簡単なことではありません。では、どうすればいいのか？　それは一般的なダイエットのセオリーではなく、**「食べ過ぎない」「夜遅くに食べない」という普遍的な健康のルールにだけ沿うことです。そのようにすれば、体を無理なくしっかり休めることができ、人間にとって自然なダイエットができる**はずです。

理論上は正しくても、あなたの心や体を疲れさせるようなダイエットはあなたにとっては間違ったダイエットです。

ダイエットというものは、「これ以上は太らないように気をつけよう」と、自分なりの目安を設けるくらいがちょうどいいのです。「〇キロ減！」といった目標を設定すると、その目標に達成するまでは自分を肯定的に評価できず、それがストレスになって、暴飲暴食につながってしまう場合も多々あります。

むしろ食欲に勝とうと思わずに、食欲と仲良く共生する習慣がとても大切です。

わたし自身かつてはダイエットに苦しみましたし、やせないことにストレスを感じている人はたくさんいます。だからこそ、**「ストレスになるほどダイエットを頑張らなくていい」**と、多くの方にお伝えしたいと思っています。

もちろん、適度な糖質制限などによって、増え過ぎた体重が落ちること自体は素晴らしいことです。ただ、体を動かすことがしんどくなったり、些細《ささい》なことでイライラしたり、仕事に集中できなかったりするならば、はたしてそこまでしてやせることがいいことなのか疑問に感じます。

ダイエットに時間とエネルギーを費やすことで、いざというときにエネルギーが出ない「動けない体」になれば、むしろ人生をよくするチャンスを逃してしまうでしょう。

多くのビジネスパーソンのダイエット相談をしていて感じるのは、自分の体を「点」でとらえる危うさです。

やせたい→食事制限→栄養不足→疲れが抜けない→ストレスでリバウンド→やせたい

このように、自分の体や生活全体を俯瞰せずに、「点」としての情報や知識でとらえていると、うまくいかないどころかますます体調を崩してしまいます。

ダイエットは「時間の使い方」で決まる

そんな負のループから抜け出すためには、ダイエットでもっとも必要なのは「時間の使い方」だと心得ましょう。

「ダイエット指導」と聞くと、食事の内容や食べ方を指導されると思う人がほとんどでしょう。でも、実際はタイムマネジメントからスタートすることばかりです。なぜなら、体重が増えた理由が「残業が多くて夜ごはんが寝る直前になる」「平日は忙しくて買い物に行く時間がないから適当に済ませてしまう」「昼休みはなかなか抜けられないからカップラーメンになる」という理由だったりするのに、「栄養バランスよく」という話からはじめても、「それができたら苦労しない！」となってしまうからです。これまでできなかったことを「できる」ようにするためには、生活全般の調整が欠かせないのです。

あまたある情報を前にして、「するかしないか」「いいか悪いか」「自分にできるかどうか」を考えるのではなく、**ダイエットの真理である「食べ過ぎない」「夜遅くに食べない」ために、自分の時間の使い方（行動）を見直していくのが、もっともいいアプローチ**になります。

また、ダイエットに失敗するのは、**職場の雰囲気や、「○○すべき」という見えないルールに縛られて、「自分に合った時間の使い方」ができていないことも原因**だとわたしは見ています。

他人軸に合わせて時間を使っていると、自分にとってベストなリズムがわからなくなってしまいます。そのために食事時間がずれ込んでいき、睡眠時間も不足して、体がどんどん疲れていくわけです。

しかもそうなると、「ひとりでゆっくりと考える時間」もなかなかつくれないので、つい間違った情報（自分に合わない情報）に飛びついてしまい、疲れた体にさらに追い打ちをかけるダイエットをしてしまう悪循環に陥ります。

食べる時間をずらすだけでいい

ダイエットで大切になるのは、①夜遅くに食べないための「時間マネジメント」と、②リバウンドを繰り返さないための「ストレスマネジメント」です。そして、それを考えるための余白をつくるのが、まさに「なにもしない」習慣です。

まず、①夜遅くに食べないための「時間マネジメント」の取り組み方としては、

「食べる時間をスライドする」だけでいいとわたしは考えています。夜にしっかり体を休められるように、夕食の時間を前倒しにずらすわけです。

15分、30分といった単位でも構いません。とにかく結果を変えるには、日々あたりまえになっている習慣から変える必要があります。

とはいっても、先に書いたように夕方にすべきことが集中していて難しい人も多いでしょう。そこで活用できるのが、第1章のワークでつくった「1日のおもな行動」です。あらためて眺めてみると、次に挙げた例のようにどうにか工夫できそうなところはありませんか？

・お風呂《ふろ》と食事の時間を入れ替える
・週末は時間があるのでつくり置きを多めにする
・夕方の間食をやめてその時間に夕食をとる
・子どものお風呂を夫にお願いすると家族全員早く食べられる
・早く夕食を食べられた日と同じルーティンで仕事をしてみる

先に20時までに夕食を終わらせることをおすすめしたのは、睡眠の質を上げるためと、睡眠不足による食欲増加を防ぐためでした。また、遅い時間になるとどうしても手軽な加工食品が多くなり、そもそもヘルシーな食事を選択できない場合も多々あります。

しかも、夜にたっぷり食べてしまうと、朝は当然お腹が空いていないので食べられなくなり、1日のはじまりのエネルギーを摂《と》ることもできません。

そんなときは、**「夜何時くらいまでに食べれば、同じものを食べても翌朝スッキリ起きられるか」という自分のエビデンスをためて、自分の目安となる時間・内容を「トリセツ」に加えることができれば理想的**です。そうすれば、遅い時間に食べることになった日でも、変に罪悪感を覚えることなく、食事の時間を「充電」の時間に充てられます。

「深夜にラーメンやスナック菓子を食べる」という話、「眠れなくてつい寝酒に手を出してしまう」という話は、少なからず耳にします。仮に同じストレスを抱えていたとしても、朝には絶対しないような不健康な行動が増えるのが「夜」という時間が持つ魔力です。そんな夜の時間が長くなるほど、ゲームをし続けたり、テレビを観続けたり、深酒をしたりするなど、体に負担をかける時間も長くなります。

もう答えが見えてきた人もいるかもしれませんが、**ダイエットにもよく、心と体を休ませるいちばん手っ取り早い方法は、「さっさと寝てしまう」こと**です。

早めに食べて、お腹が空いたと思う前に早めに寝るスタイルへと持っていく——。夕食の時間をスライドし、その分寝る時間も早くするのが、とても楽なダイエット法であり、健康法です。

朝型、夜型といった異なる睡眠リズムはありますが、夕食の時間をずらすだけで、以前とまったく同じ料理を食べていたとしても、体重が増えなくなるのを感じるでしょう。

食事のリズムが整っていくにともない、体がどんどん楽になっていきます。

少量でも「本当に食べたいもの」を食べる

時間の次に考えたいのは、②リバウンドを繰り返さないための「ストレスマネジメント」です。

これまでダイエットのために、妥協してメニューを変えたことはありませんか？

「本当はアイスを添えたアップルパイが食べたかったけれど、ゼリーにした」
「ふつうのミルクチョコが好きなのに、糖質オフの苦いチョコを選んでいる」
「がっつり定食が食べたい気分だったけれど、カロリーを考えて蕎麦《そば》にした」
「カップラーメンが食べたかったのに、カップスープで我慢した」

もしこのように、ダイエットありきの選択が頻繁にあり、かつダイエットとリバウンドを繰り返している場合には、**選択の基準を自分が「本当に食べたいもの」へと変えていくことが大切**です。少量でも本当に食べたいものを食べている人ほど、日常的にストレスにさらされることが少なくなります。食生活が乱れるきっかけはストレスですから、ダイエットのやり方そのものにストレスが生じないようにしなければなりません。

リバウンドをしたくないなら、**ダイエット中と、ダイエットをしていないときとのギャップをできるだけ小さくする**必要があります。逆に、このギャップが大きければ大きいほど、リバウンドを繰り返してしまいます。

実際のところ、「食べてはいけない！」と思っているから、つい食べたくなることってありませんか？　逆にケーキバイキングに連れて行かれて、「いくらでも好き放題食べていいよ」といわれると、無制限には食べられないものです。

多くの場合、**時間と分量にさえ気をつければ、極端に太りやすい食べ物はそう多くありません**。自分が本当に食べたいものを日常のなかに上手に取り入れていくと、むしろダイエットはうまくいきやすくなります。

ここでのポイントは、**「少量でも楽しみを優先する」**こと。どうせ食べるのだったら、なるべく罪悪感がない状態で好きなものを食べてほしい。

いざ自分の欲求を解放して食べはじめると、案外「こんなに食べなくていいかも」と感じる瞬間もあるはずなので、自分の心にていねいに耳を傾けながら、そんなときは数口で終えてもいいでしょう。

「適量がわからない」というときは、「健康的」だと自分で思える量を目安にしてください。そもそも体重が増えたのは、「太ろう」と頑張って食べたからではありませんよね？　そうではなく、食生活が乱れたり、なにかを食べ過ぎたりするような不健康な習慣が続いた結果です。無理に「やせよう」と頑張らなくても、健康的な習慣に戻すだけで体重の減少はあとからちゃんとついてきます。

もし、豚骨ラーメンやパフェのようなあきらかに高カロリーなものを食べたいのなら、夜ではなく昼などに時間をスライドさせればいいのです。

欲求に従うのは「自分を否定しない」ことです。食べものと健全な関係を築きましょう。

食べたいものを食べながら、ほどほどにバランスよく食べるのが、体重を増やさない王道です。

「やせるためになにを食べればいいのだろう?」という抑圧感がある問いかけから、「なにを食べたら幸せを感じられるだろう?」と、心を解放していける思考に変えていけば、心もお腹も満たされていきます。

「好きに食べていたら太りませんか?」と不安に思う人もいるでしょう。もちろんそれが毎日ならいけませんが、そうでなければ、時間や量に気を配りながら、心を満たすことも大切です。

同時に、甘いものやジャンクなものを食べたくなる頻度が多いのなら、ストレスの原因は日頃の我慢によるものではなさそうです。ワークを振り返りながら、それらを無性に食べたくなるときのきっかけを探してみてください。

「楽しいごはん」がいいごはん

疲れたときに味の濃いものを食べたくなったり、暴飲暴食しそうになったりしたときは、**フィジカルな対処法として、「場所を変えて気持ちを切り替える」「炭酸水をゆ**

っくり飲みお腹を物理的に満たす」「温かい飲み物を飲んで深呼吸をする」などの方法もあります。

少し心を落ち着かせて、呼吸を整えてから食べるだけでも量は減るはずです。

心が疲れているとどうしても食べ過ぎてしまうので、量の調整をする前に、心を満たすための方策が必要です。ストレスは食べ過ぎの原因になるだけでなく、ストレスを感じたときに分泌されるホルモンのコルチゾールによって、脂肪の蓄積がうながされます。また、栄養を消化・吸収するスピードも遅くなるなど、二重、三重に体に負荷をかけてしまいます。

わたしは、ダイエットのうえでも、健全な食生活をするうえでも、**「楽しいごはんがいいごはん」**だとよく話します。

実際、楽しい気持ちで食べたほうが、消化がスムーズになり、より栄養を吸収しやすくなるため、そこには無駄がありません。

また、ダイエットをするうえで「自己肯定感」はとても大切です。いまの自分に対して「やせなくちゃダメだ」と否定するのではなく、自分を満たす食べ方をして、**自分を大事にしている感覚を持つと、ダイエットの踊り場（停滞期）においても投げやりな気持ちになりません**。

先に、食事コンサルにおいて、「買ってきた料理をお気に入りのお皿に盛りつけ直す」ことに触れましたが、出来合いのものでもきちんとお皿に盛りつけて食べると、「食事に気を遣えている」という自己暗示が生まれて、セルフイメージが高まるのを感じると思います。

食がすべてを変えるわけではありませんが、**食と日々の暮らしは絶対にあなたを裏切りません**。毎日の食事のような些細なことは誰も見ていないし、他人から評価されるようなことではありません。適当に済ませれば、済ませられる営みです。

でも、**あなたの体は、あなたの食や暮らしに対する意識や行動をちゃんと感じてくれています**。事実、その食があなたの細胞をつくります。そうして来たるべき未来に、大きなお返しをしてくれる――。

食が変えるのは、体重ではなくあなたの未来なのです。

求めることが減ると満たされる

いま、これまでにないライフスタイルの変化が起きています。そのなかでわたしは、幸福を感じられる人と感じられない人とに二極化していると思うことがあります。

例えば、それまで料理をまったくしなかったお父さんが料理をつくるようになり、家族の反応に接して意外にも大きな幸福感を感じられるようになった場合もあるかもしれません。そんなふうに、**仕事の達成だけではない、自分にとっての新たな幸せの感じ方が増えた人もいる**と思うのです。

これには様々な理由が考えられますが、なかば強制的に「なにもしない時間」や「自分と向き合う時間」が生じて、自分が幸せを感じることや、本当に必要としているものに気づく機会ができたからではないでしょうか。不安や義務感から誰かとつながったり、組織やコミュニティに属したりするのではなく、人生を自分軸で考えられるきっかけを得た人が、少しずつ増えていると感じています。

一方、できた時間になにをしたらいいのかわからないと、いたずらに仕事の時間や悩む時間が増えてしまい、これまで以上にストレスや閉塞《へいそく》感を抱えている人も多いのではないでしょうか。

そんなときは、「し過ぎ」をいったんやめてみると、自分があれほどこだわっていたものごとが不思議と居心地の悪いものに思えてきて、人生をまったく新しい角度から見直せる余白（スペース）が生まれるはずです。

働き過ぎるのをやめる。戦い過ぎるのをやめる。他人と比べ過ぎるのをやめる。食べ過ぎるのをやめる。運動し過ぎるのをやめる。情報を集め過ぎるのをやめる……。

「し過ぎ」だった人間関係をやめるのも一考してみましょう。人間関係の問題は相手あってのことで解決が難しく、解決しようとすればするほど、幸せになる可能性を奪いかねない面があります。

誰かに怒りを感じたり、負の感情を持ち続けたりすると、その分だけ自分が削られ

ます。なかなか難しいのですが……本当は自分の幸せのためにこそ、相手を許すべきなのだろうと思うときもあります。

いずれにせよ、人間関係も執着し過ぎないのがポイント。人間関係は、**「礼儀正しく距離を置く」**スタンスも必要だとわたしは考えています。

苦手な相手と正面からぶつかったり、こんなに傷ついたと責めたりするのではなく、敬語を使っててていねいにコミュニケーションをとるだけでも、相手との距離感を平穏に保つことができます。それこそ、「そうなんだ」という相槌《あいづち》を「そうなんですね」と変えるだけで、なんとなく距離を置ける。そんな工夫ひとつで、苦手な相手とでも心地いい距離をつくりやすくなり、自分の心を守ることができます。

当然ですが、**人と争わないほうがエネルギーは奪われないし、「なにもしない」時間も確保しやすくなります**。そのため苦手な相手とは礼儀正しく距離を置き、問題を無理に解決しようとせず、環境をあるがままにして気にしないようにする姿勢も大切です。道端に落ちている石を立ったまま見下ろすよりも、しゃがみこんで虫眼鏡で見たほうが大きく見えますよね？　人間関係もそれと同じで、見つめ過ぎるほど、気にするほどに問題が大きくなる面があるのではないでしょうか。

いい人「過ぎる」と、自分を犠牲にして疲れてしまうので、人間関係を調整できる選択肢を持つことは、心身の健康維持や回復につながります。

求めることが減ると、反比例するように満たされていく――。

自分というタンクに穴が空いていれば、いくら燃料を入れても満タンにはなりません。そして穴が空いていない人なんて、実はどこにもいないのです。

ただ、**穴の数をなるべく減らし、できる限り穴を小さくすることはできる**はずです。生活においてダメージから回復するとは、そんな**空いた穴を修復しながら地道に生きていく営み**なのでしょう。

そのためには、自分を回復させる手がかりがどうしても必要です。多忙な毎日のなかでも、いつでも自分に意識を向けているための「よすが」となるもの。

わたしは、それこそが「なにもしない習慣」によって得られると考えています。

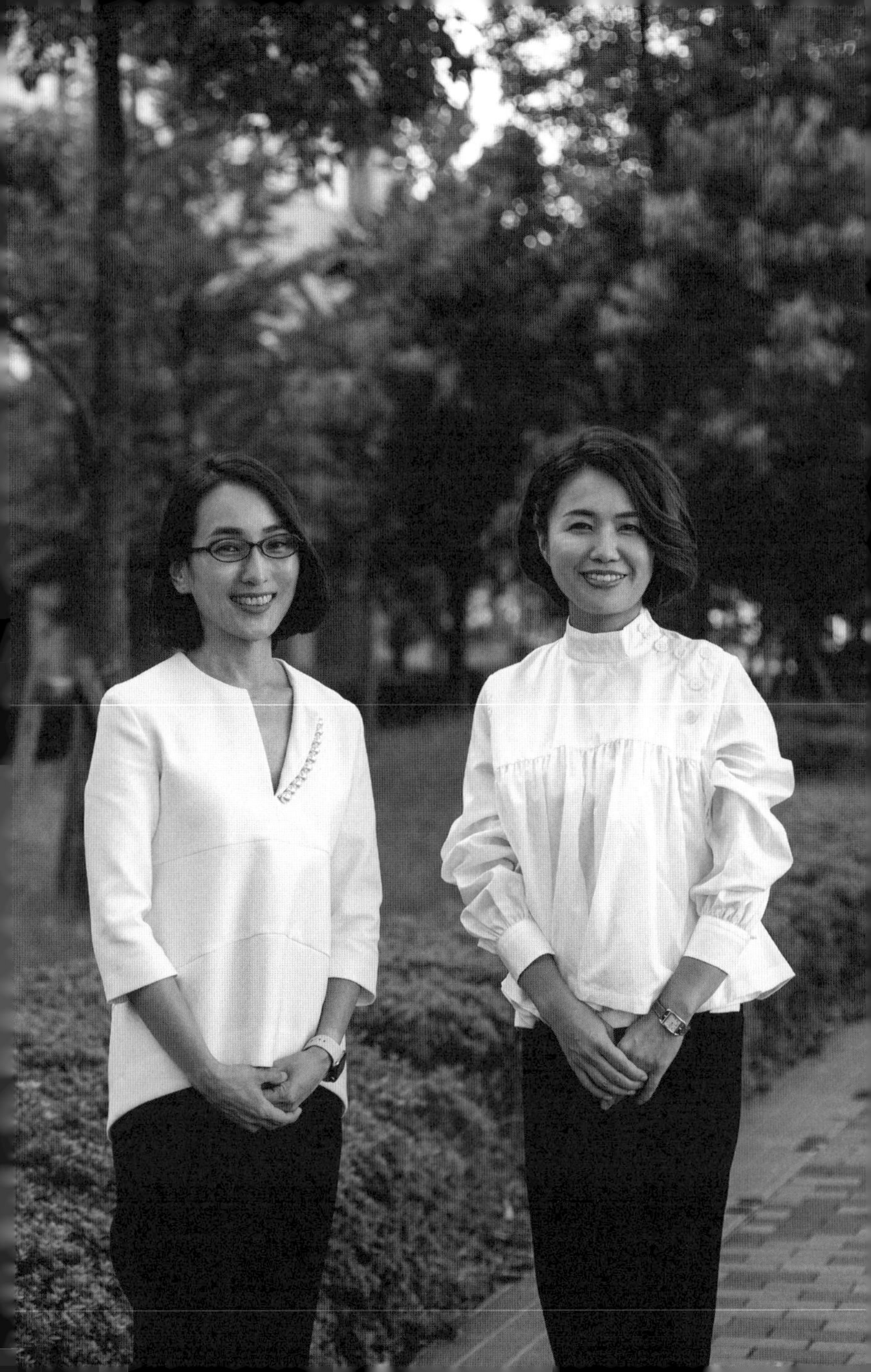

第3章

ワーク・ライフ・ブレンド時代に「完全に休む」睡眠を手に入れる

対談／穂積桜（産業医・精神科医）

穂積 桜（ほづみ・さくら）

精神専門医、産業医。2001年、札幌医科大学医学部を卒業し、札幌医科大学附属病院神経精神科、東京都立松沢病院、久喜すずのき病院において精神科医として研鑽を積む。また、国立病院機構東京医療センター、北里大学東洋医学総合研究所において、内科、東洋医学の知識を幅広く習得。2014年より、精神科、内科の臨床経験に基づく知識のみならず、人事労務、法律の知識を併せ持つプロフェッショナル産業医として稼働。現在（2021年4月現在）は、産業医として17社を担当する。精神科専門医として、軽度から重度までたくさんの患者の診療にあたってきたほか、内科、救命センター、東洋医学での経験を積み、常に心身双方からアプローチできる精神科医であるよう心がけている。

仕事、家事、育児すべてがブレンドする

笠井 生活のなかに「なにもしない」時間を意識的に設けることで、心身ともに健康になり、より充実した生活をつくっていくことを本書の目的としました。仕事や家事で毎日本当に忙しく、ふだんから余裕なく暮らしている人が多いと感じます。そんな状態のところ、予期せぬパンデミックが発生し、2020年以降、多くの人が強制的なスローダウンを体験しました。それにより**働き方や生活のあり方を、家族含めて見直している方が増えています**。あるいは、これまでと違うライフスタイルにとまどい、在宅勤務などの影響で仕事と家庭がごちゃまぜになるなど……自分の休み方がうまくつくれない人もいるようですね。

穂積 わたし個人の場合でいっても、いま子育ての真っ最中でもあり、**仕事や生活などのすべてがブレンド**していますね。実はこの対談がはじまる直前に、保育園から「子どもの目に砂がたくさん入ってしまった」との連絡があったんです。幸い保育士さんが眼科へ連れていってくれて、わたしがかけつけずに済みまし

たが（苦笑）。

笠井 それはリアルな話ですね。そんなときに対応するのは、いまだ女性のほうが多いですよね。第一波における最初の緊急事態宣言時、わたしは自分の仕事を減らして休校中の子どもに対応しましたが、女性の雇用状況はそもそも厳しく、民間企業の雇用者5000人（20〜64歳）を対象にした調査では、女性が自ら離職した割合は男性の1・4倍です。さらに、非正規女性にいたっては男性の1・7倍とされています（新型コロナウイルスと雇用・暮らしに関するNHK・JILPT共同調査）。この調査では独身者も含まれますが、共働きが前提の時代にもかかわらず、応急処置に追われて休むのが母親のほうが多いと考えると、もはや働き方や子育てに関するシステムがうまく機能していないようにも思えるのです。

穂積 構造自体が不全になっている面がありますよね。

笠井 コロナ禍で、働き方や子育てについて考える機会が増えましたが、「母親らしさ」の呪縛というか、「子どものことは母親が対応するもの」という雰囲気が、やっぱり世の中には根強いんだと感じました。

穂積　家事や育児をはじめ、母親に対して多くを求める無言の圧力を感じるときがありますよね。あとは、**世帯それぞれの「個別性」が高くなっている**と感じます。例えば両親が近くに住んでいる人たちは、労力的、経済的に対応できる場面でも、そうでない人たちはあっさりこぼれ落ちて対応できないことがある。

笠井　家庭によって、事情や対応力はまったく違いますよね。

穂積　収入や業種によっても違えば、リモートワークができる人と、できない人の差もあるでしょう。リモートワークの普及率は、東京では当初50%を超えた時期もありましたが、地方では5%を下回るところもあります。その意味でも、個別化がかなり進んでいると感じています。

仕事と家庭の中長期的な「種まき」をする

笠井　そんな状況のなか、これからは「人生100年時代」ともいわれますが、この言葉はおもに仕事からの文脈で使われる機会が多いと思います。でも、**健康寿命が延びれば、仕事する時間だけでなく、家族と過ごす時間も長くなるし、い**

までよりも親の介護だって長期化するでしょう。それが5年なのか10年になるのか、あるいは何十年も続くのかによって、人生における優先順位は変わってくると思います。

穂積 自分だけでなく、家族のライフスタイルの変化を見据えて、将来を考える必要がありますね。

笠井 最近わたしは、「健康経営」の一環として、企業などで食の研修を頼まれることが多くあります。そしてわたしは、この考え方は家庭にもあてはまるのではないかと思っています。**家族の心身の健康に対してしっかり投資することで、家庭としての利益の最大化を目指す**わけです。仕事では目の前のタスクだけでなく、中長期的な「種まき」が大切ですよね。家庭でも「未来のための種まき」は必要ですし、これは、『7つの習慣』（キングベアー出版）で有名になった概念でいう「緊急ではないが重要なこと」にあたるものではないかなと。「疲れたから家事を手伝って」「残業があるから時間を調整して」というその場その場のやりくりではなく、家庭としての利益の最大化を目指し、「母親が」「父親も」という考えは横に置いて、家族みんなが時間などを調整し合う意識が大切だと思うのです。

穂積 家族の心身の健康に対して投資するという視点は、わたしもとても大事にしているものです。心身の健康は、毎日の小さな習慣が数年先に実る性質があるので、まさに種まきといえますね。あと、人生においての種まきというと、わたしの場合は「様々な人と会って、興味のあるテーマについて話す」などになるのかもしれません。

笠井 いろいろな人と会い、リアルな情報を交換するのは大切ですね。

穂積 勉強や、仕事についての情報を得るとか。

笠井 例えば、週末に子どもを夫にお願いしてまで勉強会に参加するというのはやっぱり少し後ろめたいものですよね。でも、参加したら参加したで、やっぱりよかったって。

穂積 **自分の可能性や、家族それぞれの人生の選択肢を増やしていくための種まき**なんですね。

笠井 母親らしさではなく、**「我が家らしさ」を軸に考えよう**と、コロナ禍を経てよく夫と話すようになりました。**「休む」ことに後ろめたさを感じず、お互いに**

自分の時間をしっかりつくれるように調整しています。とはいっても、はじめからそんなふうに話せたわけではなかった。夫もわたしも在宅勤務で、そこに休園中の子どもがいるという環境になってすぐの頃、「僕は在宅勤務だから（子どもは）見られないよ」とあっさりいわれましたしね。

穂積　そうなんだ……（笑）。

笠井　「見てもらえるのかな」と淡い期待をしていたら、「あ、そうなんだ」みたいな。「お言葉ですけど、わたしも在宅勤務しております！」と（笑）。

穂積　家庭としての利益を最大化する発想がいいと思うのは、わたしも最近、**母親は家庭の女社長みたいなもの**だと思っていたところなんです。我が家らしさをご主人と話されたとのことですが、会社にはそんなクレド（企業活動の拠《よ》り所となる価値観や行動規範）のようなものがふつうあるじゃないですか？

笠井　ミッションなどがありますね。

穂積　ある地点へ向かって最適化していくための方針があれば、例えば母親が雑用を手放すようなことも、もっと前向きに考えられると思います。だからわたしは、母親に「女社長化」をおすすめしているんです。

笠井 家庭となると、目指す家庭像ってなんとなくぼんやりしていますよね。なにより、みんな日々の生活に追われ過ぎていて。

穂積 でも、**「自分たちが目指す家庭像を考えるための時間をつくろう」と提案すれば、乗ってくれるパートナーは多い**かもしれませんよ。「会社」「経営」「最適化」といった考え方で話を振れば、男性にとっても詰め寄られている感がないかもしれない（笑）。

笠井 「またなにか役割を振られるの？」みたいな反応だったところを、「家庭の利益を最適化するには」といわれると……。

穂積 旦那《だんな》さんとしては、「そうか」と。「じゃあ、朝の送りは僕がすると生産的だな！」みたいなね（笑）。いずれにせよ、これからの時代には、**家庭にも将来を見据えた明確なビジョン**が欠かせないと思います。

ワーク・ライフ・ブレンドの問題点

笠井 穂積先生は、仕事から帰宅し家事や育児を終えてからも、仕事や勉強をされているのですか？

穂積 いまは、かなり**ワーク・ライフ・ブレンド化**していますね。わたしは現在、産業医として17社の企業を担当していますが、訪問を望まれる企業と、オンラインでの完結を希望される企業の両方があります。そのため企業に出向く日もあれば、家で終日仕事をする日もあり、日によってかなり生活が異なります。家事もあるし、子育てもあるし、移動する日もあれば、夜に仕事をする日もある。また会社を経営しているので、経理などの仕事もあるし、もう仕事時間はいろいろですね。もちろん、先の「種まき」も、仕事上やっぱり必要ですし。

笠井 感覚としては、オンラインのほうが楽ですか？

穂積 オンラインのメリットは、なにより移動時間が省略できることですよね。特に子どもが手を離せない年齢なので、リモートなら空いた時間に雑務ができてありがたい。保育園から呼び出しがあっても、近くなのですぐ向かえますし。

笠井 デメリットとしては、空いた時間の分だけ、どんどん仕事を詰め込んでしまうような？

穂積 保育園が休園の時期は、昼間まったく仕事が手につかなくて辛《つら》かったです。いまは保育園が再開しましたけど、お迎えまでのあいだに仕事を片づけるとなると、オンラインであっても余裕はありません。笠井さんはいかがですか？

笠井 子どもが休園になった最初の頃は、家にいる時間の分だけ、それまで以上に家族のための時間を詰め込んでしまいましたね。それこそ、「家にいるから、夕食ももっとしっかりつくろう」と思ったりして。リモートワークがはじまってすぐの頃は、これまでなら出来合いで済ませていた場面で、わざわざ料理するようになったという話も聞きました。でもいまは、その「ていねい」の反動で、冷凍食品などの頻度が増えたという人が多い印象です。

穂積 つい、ていねいにやりたくなってしまう。

笠井 そう。家で仕事をしていると、やっぱり家の隅々の汚れが気になって「掃除しなきゃ」と思うなど、家事の量が増えているという話も聞きます。それで快適に過ごせるならいいですが、疲れてしまうなら方法を考えないといけませんよね。だからこそ、**予定を詰め込まないようにするのは、「休む」という意味で大切です。生活のなかに「なにもしない」時間を必ず確保**する。

穂積 わたしが担当する企業の約半数は、完全なリモートワークに移行しましたが、

笠井 問題点として浮上したのは、**「日常生活と仕事がブレンドしてうまくいかない」「1日中働いている気持ちになる」という人が多かった**ことです。あとは住居の問題ですね。例えば、夫婦がオンラインミーティングを同じ部屋でしなければならず、予定がバッティングしたら、仕方なく一方がお風呂《ふろ》や玄関で座り込んでやる。

穂積 クローゼットのなかとか。

笠井 簡単には解消できない、物理的な大変さもあるようです。

穂積 さすがに画面に子どもが映り込むことに対する抵抗感は……。

笠井 うん、それはなくなりましたよね。もう、みんなその状況でやるしかないから。

穂積 仕事と家庭がブレンドされながら。

笠井 ほかには、わたしが担当する企業ではないですが、家族が同じ場所に長時間いることで、DVの問題に関する報告がありました。**人間関係が健やかにいくためには距離感が重要**なので、デメリットもあります。

穂積 距離感も大事、確かにそうですね。

笠井 先にいいましたが、それぞれの家庭の「個別性」が高まっています。例えばわたしが担当するクライアントは、いってみれば会社に属することができて、「困った」と思ったら産業医に相談できる解決手段を持っているわけです。そんな人たちについては、深刻な事態になりにくい環境があります。

笠井 DV被害に遭っても、「一緒にいるから相談の電話ができない」というケースもありましたね。

穂積 その意味ではいまはSNSの相談窓口もできて、そうした声の拾い上げはできるようになってきています。ただ、解決手段にリーチできない人たち、自分で解決策に向けて行動できない人たちの深刻さが、見えないところでさらに増しているのではないかと危惧《きぐ》しています。

笠井 そうですね。相談できる人は、自ら情報にアクセスして、行動できる人だと思いますから。

穂積 自分に解決能力がある人たちにとっては、脅威に感じる状況は多くはないだろうし、その意味ではやはり「個別性」が高まっているのが、問題を見えにくくしている面があると感じます。

ストレスに「過剰適応」する人

笠井 DVなどの極端な例はさておき、家族と向き合うストレスを感じている人は多いものですか？

穂積 ストレスのない人生はないわけですが、特に気になるのは**「過剰適応」と呼ばれ、環境や人間関係などで必要とされることを優先し、自分の感情や思考を合わせ過ぎて疲弊してしまう状態**です。実は、企業において戦力として有望視されているような、デキる社員にこのタイプが多く見られます。まわりからは頑張っているように見えていた人が、ある日心がポキッと折れてしまい、うつ病になって第一線から外れるケースは珍しくありません。

笠井 そうなんですか。

穂積 会社の宝みたいな人たちなので、産業医としては、なるべくそんな状態にならないようにフォローしたり、不調に早めに気づいて体調を整えたりするお手伝いをします。でも考えてみれば、**母親は家のなかでつねに過剰適応の危険にさ**

らされていますね。

笠井　確かにそういえますね。

穂積　まわりに合わせて元気になれる人ならいいですが、**合わせることで自分の気持ちを抑え込んだり、幸福感や充実感を得られなかったりして、本当の「自分らしさ」を見失うと、かなりダイレクトにストレスにつながります。**

笠井　なるほど。

穂積　ただ難しいのは、日本のカルチャーでは滅私奉公がよしとされる場合が多いということ。

笠井　自分を抑えて頑張るのを、よしとする雰囲気がありますよね。

穂積　家族に尽くす母親像が美徳というか、むしろいいこととされるようなカルチャーがあるのです。なにがいいたいのかというと、**母親が本当に動けなくなるまで誰も気づかず、指摘もしてくれないケースが相当起こり得る**と思うのです。なので、本書の意義としても、そんな部分に家族がなるべく気づいて、予防してほしいと伝えたいですね。**過剰適応の人は、なによりも自分が過剰適応だと気づけない**ですから。

笠井 しかも、その場はうまく回っているわけですからね。

穂積 そう。「疲れるな」と思っていたり、眠れない日があったりするはずですが、「こうしてずっと頑張ってきたから、こういうものだろう」と思ってしまう。あるいは、「ここでわたしが倒れたら家庭や職場が回らなくなる」と思って、がんじがらめになってしまう。**それなのに、まわりはそんな人にますます頼る**ようになります。だから、悪循環ですよね。

笠井 家族も職場の仲間も。

穂積 職場だとまず上司ですね。ですので、まず**「過剰適応という概念がある」ことを、まわりの人が知るだけでも予防**になります。恩恵を受けている人たちは、なかなか指摘できません。なぜならそれでうまくいっているし、恩恵に預かっているからです。でも、友だちをはじめ、利害関係が少ない人なら指摘できる可能性があります。そこで、そんなことを気兼ねなくいってくれるような人を、元気なうちから意識的につくっておくといいと思います。「あなた最近、目の下のクマやばいよ?」といってくれるような人ですね。

笠井 外部からの視点はすごく大切ですね。家族や会社の人にとってはそれが日常な

穂積　ので、自分もまわりも気づきにくいですよね。**むしろまわりから見たら、ものすごくうまくやっているように見える**んですよ。会社なら、トップランナーのような社員は、うまくできないことがないのが特徴なので。でも、内実は過剰適応になっていて、まわりの環境に極端に合わせている場合があります。能力的にできてしまうのです。だからいったん不調になると、まわりの人は「あれだけうまくやっていたのに急にどうして？」という反応になってしまうのです。

ストレスは3つの変化に現れる

穂積　**過剰適応を防ぐには、ふだんから自分で自分に対し、「こんなサインが出たら疲れているときだ」とわかるようにしておくことが大切**です。

笠井　なるほど。外部からの視線に加えて、わたしも本書では「自分のトリセツ」をつくることをおすすめしています。**「こんなときはちょっとまずいな」と自分のパターンを知っているといい**ですよね。わたしの場合は、いろいろ順調にいっているはずなのに、日中に立ちくらみがあったみたいなときは黄信号。いいことがあったはずなのに、ログをつけているときのテンションが淡々としているな、とか。だから、ガクッとくる前の、アドレナリンが出て頑張れている状態のときから気をつけるようにしているんです。

穂積 このペースでいくとエネルギーが枯渇すると、意識している感じですか？

笠井 「いまは調子がいいけれど、このペースで進んだらあとで絶対厳しくなるから、ちょっと休んでおこう」と思ったりしますね。

穂積 アドレナリンが出ている状態から、意識して準備できるのは素晴らしいと思います。まさに、「なにもしない習慣」の力ですね。わたしなんて絶好調だとつい飛ばしがちです……（笑）。

笠井 穂積先生は不調の目安はありますか？

穂積 わたしは左耳が中耳炎になるときは疲れているときです。あと、無性にイライラするときですね。育児をしているとイライラするのは日常茶飯事ですが……（苦笑）、それ以外の場面、例えばスーパーのレジで前の人が時間をかけていると妙にイライラしたり。

笠井 いつもならしないのに。

穂積 そう。些細《ささい》なことで、いちいちイライラするのがサインになっています。精神科医として患者さんを診るときにも、**「過剰適応にどこで気づけるか」のサインのひとつは、やっぱりイライラしやすくなっているかどうか**ですね。患者さんに「最近イライラしやすい感じがしますか?」と聞くと、たいていの人は「いや、それほどでも」と答えられますが、自分を客観視できないケースは多々あります。わかりやすい例でいえば、**「自動改札で前の人が引っかかったら怒鳴りたくなる」ような状態なら、かなり危険**です。

笠井 ああ、それはときどき見かけますね。

穂積 改札で怒鳴りたくなったらかなり黄信号ですが……余裕がないときほど自分では変化に気づきにくいのです。ですからわたしは、患者さんの治療が進んで余裕が出てきたタイミングで、過去に疲れたときにはどんなサインが出ていたのかを一緒に振り返ることにしています。そうしておくことで、次にストレスが強くなったときに早めに対応できるようになるからです。**ストレスがあると、人には3つの変化が現れる**とされています。ひとつめは**「気持ちの変化」**。イライラしたり、落ち込みやすくなったり、涙がとまらなくなったりします。「泣きたいわけじゃないのに、なぜか泣いてしまう」みたいな状態は危険です。うつの症状が進んだ人は、よくそんなことをいわれます。ふたつめは**「体の変化」**。体の変化も、人によってかなり違います。

笠井 わたしのような、立ちくらみもあるということですね。

穂積 めまいなども多いし、わたしの場合なら左耳が中耳炎になりやすく、ストレスがたまると中耳炎がはじまります。アトピー性皮膚炎がある人ならそれがひどくなるなど、持病が悪化するケースは多いですね。ほかには、眠れなくなる人ですね。

笠井 ストレスと体は、本当に直結しているんですね。

穂積 そうなんです。「そろそろくるな、くるな……」という感じがするものです。

笠井 女性だと生理周期でもわかりやすいですね。

穂積 生理が重くなる。男性ならお腹を壊しやすくなる人が多いです。

笠井 ああ、確かに多いですね。

穂積 3つめは**「行動の変化」**。スマホのチェックやゲームをする時間が長くなったり、衝動的に買い物をしてしまったり、お酒の量が増えたりします。つまり、**これら3つの変化のうち、自分は疲れたときなにに現れやすいのか、どんな順番で出てくるのかを、事前に把握しておくと予防しやすくなります**。例えば、最初は「ちょっとイライラする」くらいの気持ちの変化が、次第にお酒が増えるといった行動面の変化になり、いつしか眠れなくなっているというように。

笠井 それぞれ段階があるんですね。

穂積 はい、人それぞれ段階があります。風邪をひきやすくなる人もいます。そのため、「自分にはどんな段階があるか」を含めて元気なうちに振り返っておくと、自分のストレスサインを扱いやすくなります。睡眠時間を削っているのはわかっているのに、仕事をしてしまうという人も多いですよ。そんな**コントロールがうまくできない、あるいは意識できないのも、ストレスの現れのひとつ**と考えられます。

事前に環境を整えれば疲れない

穂積 先ほど在宅勤務で育児が忙しくなり、仕事を減らしたといわれましたね。

笠井 当初は感染防止という意味もあり、子どもを人に委ねにくかった面もありますが、心のどこかで「母親であるわたしが引き受けるべきだろう」と思い、仕事を減らした時期もあります。でも、それは応急処置に過ぎず、生活全体の抜本的改革と、中長期の「種まき」を考えることが必要でした。

穂積 多忙な生活のなか、具体的にどのように体を休めているのですか？

笠井 やっぱり**「ひとり時間」がポイントになる**と感じています。子どもが寝たあとにひとりで近所をランニングしたり、休日、夫婦それぞれが別室にこもったりすることもあります。これまでは、「休日は家族の時間」という過ごし方をしていた人も多いと思いますが、このワーク・ライフ・ブレンド化した状態がずっと続くなかでは、むしろひとり時間があるほうが自分の回復につながります。**家族みんなが一緒に過ごすよりも、あえて距離感を設けることでバランスが取れるケースが、ウィズコロナの生活にはあり得る**と思うのです。もちろん、家族と距離を置くにはそのためのスペースが必要ですが、住居はすぐに変えられません。そこでわたしは、コロナ禍になってから、すでに6回は部屋のレイアウトを大きく変えているんです。

穂積 6回はすごい！

笠井 夫婦そろって在宅なのか片方だけなのか、子どもが日中ずっといるかいないかなど、働き方や子どもとの時間の変化ごとに変えました。子どもにも理由を説明して子ども部屋を仕事部屋に変えさせてもらったり、リビングにも小さなテーブルを置いたりして、夫婦が同じスペースで仕事をするときにストレスがないように、テコ入れをしましたね。ベランダでも仕事できるようなスペースも整えました。

穂積 へえー、面白い。

笠井 マンションだから限度がありますが、追い詰められるといろいろアイデアが浮かぶもので、カフェに行かずとも家で気分転換ができるようにしました。夫も在宅だとすごく集中できるといっています。そもそも子どもが小さくてひとりで遊ぶこともないのに、なぜ子ども部屋をつくっていたんだろう？　そんな、あたりまえのことにも気づきました。

穂積 確かに（笑）。

笠井 なので、子ども部屋のおもちゃ箱などはそのままですが、仕事に集中しやすいひとり用の机を入れて、オンラインミーティングなどはそこで行います。最初は廊下の棚をデスクにしようとしたのですが、「さすがに廊下は集中できない」と夫にいわれ。

穂積 ご主人と同時に仕事をする時間は多いですか？

笠井 夫が在宅勤務だとそうなりますね。子どもが寝たあとでふたりとも仕事がしたいときは、子ども部屋より広めのリビングが快適なので、「今日はどっちがリビングなんだろう」と、なんとなく様子をうかがいあうようになり……（笑）。

それなら、ふたりまとめてリビングで仕事できるようにと考えたんです。

穂積 住居は、仕事にも暮らしにも大きな影響を与えます。ただ、リモートワークが広まったことで、ライフスタイルの選択肢が増える可能性はありますね。週2日出社し、残り3日は在宅といったケースもよく聞きます。そんなときスケジュールをいちいち夫婦で調整して、同じスペースで仕事をするとなると大変ですから。

笠井 これまでは、仕事環境を整えるところまでは自分でしなくてよかったわけですが、いまは少し能動的にならないといつまでたっても環境ストレスから抜け出せません。**自分が仕事しやすい環境を事前に整えておくだけで、疲労度は全然違います**。

親の疲れは子どもの成育にもよくない

穂積　わたしの場合、コロナ禍で保育園が閉じていたときは子どもと家にいながら仕事をしていましたが、ほぼ仕事にならなくて。そのため、夜に仕事をするのと、週末に半日シッターさんにきてもらって仕事時間に充てました。それによって、**ひとりで考える「種まき」にも時間を使えるようになった**と思います。

笠井　その時間は大切ですよね。

穂積　そうですね。また、**平日の睡眠時間が確保できるのがなにより大切**です。睡眠についてはのちに詳しく話しますが、仕事をすべて平日中に終わらせて、週末は子どもと過ごすと考えると、どうしても平日の睡眠時間を削らざるを得ませんから。

笠井　効率も落ちますしね。医師がいうと、「シッターなんてお金があるからだろう」みたいに思う人もなかにはいるかもしれません。でも、長期的なスパンで、**「いまなにに投資すると家庭の運営にとって最適か」を考える視点が大切**なのだと思います。

穂積　元気なときに種をまいておかなければ、のちになにも咲きませんしね。また、毎日をぎりぎりで回して、睡眠時間も不足していると、言動や表情がギスギスしてきます。そして、そんな親の雰囲気を、子どもは必ず見たり感じ取ったりしています。過剰適応について話しましたが、**親の過剰適応が子どもに派生すると、子どもの学校への不適応に発展するなど、負の連鎖がはじまるケースがあります**。親は心のどこかしらに、子どものやんちゃを楽しめる程度の余裕を残しておく必要があるのです。

笠井　興味深い話です。

穂積　巷《ちまた》には、子どもをシッターさんに預けて、「(子どもは)大丈夫なのか?」というような見方もありますが、むしろわたしは子どものアウトプットに着目しています。**きちんと活動的でいられているか?「〜したい」と臆せず親にいえ**

ているか？　そんな部分に着目し、人にお願いできる部分と親が手綱を持つべき部分を見定めて家庭を運営しています。自分が家庭で不機嫌になってしまうと、失われるものはとても大きいと考えているからです。

笠井　親が疲れているのに疲れていないふりをしていると、子どもはどうとらえるのですか？

穂積　家庭のなかに流れている空気として、どう考えてもお母さんは疲れているはずなのに、「わたしは元気よ」と否認する母親はかなりいます。まさに過剰適応ですね。**すると子どもは、自分が感じている空気が本当なのか、お母さんが「元気だ」といっていることが本当なのか迷う**ようになります。これまでそんな状態が頻繁に起きていると推察できる家庭の子どももたくさん診てきましたが、そういった子どもたちは、どこか沈んだような感じになっていきます。

笠井　落ち着きがないというよりも、沈む方向へいってしまうのですね。

穂積　自分の感じていることが合っているのか、母親のいうことが絶対なのかで混乱がたくさん起きると、**自分の感覚や感情に自信が持てなくなっていく**からです。
だからこそ、親は疲れたときに、**「疲れているから少し休ませて」とはっきり**

いえるほうがいい。どんな人も疲れるときは絶対あるのだから、その場は少し嫌な空気になったとしても、「今日はお母さん少しイライラしているんだ」といえたほうが、中長期的にはいいと思います。

笠井 わたしはおもに食の観点から、メンタルヘルスの研修やコンサルをしていますが、メンタル面の健康維持のひとつのアプローチとして、食べる行為に意識を戻していく「食事瞑想（62ページ）」をおすすめしているんです。心療内科併設の研究所で働いているときに、メンタルは食生活に如実に影響が現れるのを目の当たりにしました。逆にいえば、**1日1回でも食事の時間を整えられると、メンタル面が落ち着き、自分をていねいに振り返るきっかけになる**と思うのです。

穂積 食と睡眠は生命活動の基本ですから、食事に目を向けるのはとてもいいことです。

笠井 そしてメンタル面の健康には、やっぱり家族関係は大切ですよね。家庭内の不和はとてもエネルギーを奪われるので、わたし自身も家族がひとつの「チーム」として活動できるように心がけています。例えば、家族の誰かがなにかをためこんだり、重い荷物を背負ったりしないように、「こんなことで悩んでいるんだけど」と、なんでも話せる風通しのよさをつくろうと思っています。**家庭はホームベースなので、ぐらつくと仕事も思ったようにできないし、協力し合ってホームベースを頑丈にするほど、お互いの仕事のパフォーマンスも上がる**と思います。

穂積 ちなみに、ご主人と家庭運営の考え方は似ているほうですか？

笠井 大きくは似ていますが、主人はわたしよりポジティブですごく体力があるんですね。夫のトリセツの材料集めに「どんなときに疲れを感じる？」って試しに聞いてみたら、「みんな疲れるっていうけど、疲れるってどんな状態かな？いまいちわからないんだよね」と返されて。

穂積 とてもうらやましい（笑）。

笠井 「ごめん、参考にならなかった」って返しましたけどね（苦笑）。相手がポジティブだとありがたい場面が多いですが、疲れ知らずな分、ちゃんと口にして伝えないとわかってもらえないんだなと話をすることでクリアになりました。

優先順位はまず「睡眠」

穂積 医師の観点からは、メンタル面の健康を保ちつつ、元気で末永く健康に活動するためには、順序として**「睡眠時間」は最優先で入れてほしい**と思います。

笠井 もっともコスパがいい回復法だと、よくふたりで話していますよね。

穂積 そう考えています。**どんな予定よりも、まず6時間の睡眠を先にしっかり確保し、それ以外の時間でなにをするかを考える順序です。そもそも睡眠時間は削ることができない、絶対的な「固定費」**だとわたしはとらえています。良質な睡眠を得るには、第一に眠っている時間自体が重要なのです。個人差はあるものの、パフォーマンスを上げて体調をベストコンディションに持っていくために必要な最低睡眠時間を、わたしは6時間と考えています。

笠井 最低なので、できれば6時間以上ということですか？

穂積 **アメリカで行われた大規模な調査では、人がもっとも長生きできる睡眠時間は7時間前後**という結果が出ています。また、睡眠時間が6時間未満の人は、7

時間の人と比べて居眠り運転の頻度が高いとする研究も。さらに日本の研究では、1日4時間半を切る睡眠が5日続いただけで、恐怖を感じたり不安を感じたりする人が増える結果も出ています。つまり、睡眠は最低でも5時間は必要で、わたしは最低6時間が必要と考えています。ただし、短い睡眠でも問題なく活動できる「ショートスリーパー（短眠者）」は存在します。仮に毎日5時間以下の睡眠を続けてまったく日中に眠気が出ず、元気で生き生きと過ごせる人なら問題ないでしょう。でもショートスリーパーだという確信がないなかで、ふだんの睡眠時間が6時間未満なら、日中の集中力や眠気におそらく影響が出ているはずです。

笠井 日中のパフォーマンスが落ちていると感じる人は、意識的に6～7時間程度の睡眠を確保するわけですね。

穂積 はい。実は**世界的に見て日本人の睡眠は圧倒的に短い**のです。ランニングやフィットネス用のウェアラブル・デバイスで有名なポラールの日本法人が、主要28カ国・地域、約600万人の自社製品ユーザーのデータを解析したところ（2018年データ）、**日本人の平均睡眠時間は男女ともに世界最短**だったのです。日本人男性の平均睡眠時間は6時間30分で、日本人女性は6時間40分でした。参考までに、男女ともに最長だったのはフィンランドで、その時間は男性が7時間24分、女性が7時間45分と、日本人とは実に1時間近くもの差があります。そこでわたしは、かなり多忙なビジネスパーソンの患者さんでも、絶対に5時間を切らないようにしてもらい、長期的には睡眠は6時間が必要だと伝えています。まわりの状況や環境がどんなによくても睡眠時間が足りないだけで不安が強くなるなど、メンタル面が弱まってしまいますから。

笠井　なんだか損ですよね。家族や職場はいつも通りなのに、睡眠時間が足りないだけでイライラして、悪いサイクルに入ってしまうのであれば。

穂積　すごくもったいないですよね。まわりだって、「イライラしている人と一緒にいても面白くない」と思いますから。会社でも家庭でも損をしてしまうので、睡眠時間は最優先で確保してほしいと思います。

笠井　睡眠が足りないほうが、うつ病など精神的な落ち込みの症状は顕著ですか？

穂積　アメリカで行われた8000人を対象とした研究で、**不眠の人は、そうでない人の約40倍もうつ病になりやすくなる**とする結果があります。また、**精神科医**

としてこれまで働く人のうつ症状を診てきたなかでは、おおむね最初に不眠の状態が現れます。実は、わたしが産業医になった経緯は、不眠がある程度初期の段階から介入できれば、うつ病で休職するような事態にならず、早めに予防できると考えたからです。そのくらいうつ病の前には、不眠の期間があります。しかも、ビジネスパーソンなら不調に陥っても制度があれば休職できますが、母親の場合、「今日からしばらく休みます」とはいえない人がほとんどだと思います。

笠井 おちおち休めませんよね。

穂積 そう考えると、母親こそ睡眠不足をリスクととらえてほしいんですよね。体調を崩したときに簡単に入院もできないので、深刻な状況に陥る前に調整することがとても大事です。会社の経営者が、長期にわたって職場を離れることができないのと同じです。

笠井 本当ですね。家族みんなが忙しいので、やはり家族というチームのプロジェクトとして、睡眠を6時間確保することを家族の了解事項にしたいですね。

穂積 **「家族みんなで健康になっていく」視点を持てるといい**ですね。

笠井 その意味では、子どもの生活リズムや睡眠リズムを守るのは、大人の疲労感もかなり防ぐと感じます。

穂積 おっしゃる通りで、子どもをしっかり寝させると、親の気持ちに余裕が出ます。実は**子どもの睡眠不足も、日本は世界的に見てとても悪い状態**です。その意味でも、いま日本人の睡眠不足は危機的な状態だといえます。

笠井 日本人の子どもの睡眠が不足する原因はなんでしょう？

穂積 やっぱり夜遅くまで働く親が多いからではないでしょうか。すると、親の生活スタイルに合わせて、子どもも遅くなりがちです。親は起きているのに、「あなたは先に寝なさい」では、なかなかスムーズにいかないので。

笠井 子どもと寝室が同じ場合も多いですからね。

穂積 そうなんです。親と一緒に寝るのはアジア圏の文化に多く、子どもを別室で早めに寝させるのは欧米の文化という面も影響していると思われます。**日本人は、親の生活スタイルがダイレクトに子どもの就寝時間に影響しやすい**わけです。親がしっかり睡眠を取ると、子どもにとってもベネフィットがあると知るのが大切です。

笠井　睡眠と食事は、生活を整えるためのアラームなのかもしれませんね。先に時間をしっかり確保しつつ、それが侵食されそうになると、「危険です、ピピピピッ！」と知らせてくれる、家族みんなの健康のための目印なのだと思います。

遺伝や生活環境で決まる「睡眠タイプ」

穂積　睡眠に関して、もうひとつお話ししたいことがあります。**良質な睡眠を得るために重要なのは、「クロノタイプ」といわれる、自分の「睡眠タイプ」を知る**ことです。

笠井　クロノタイプ？

穂積　この言葉はなじみがなくても、**「自分は朝型」「夜のほうが集中できる」というように、自分の睡眠習慣とパフォーマンスとの関連性をなんとなく自覚している人は多い**はずです。簡単にいえば、それがクロノタイプです。

笠井　よく「朝型」「夜型」などといいますね。

穂積　クロノタイプを理解するには、**「体内時計（サーカディアン・リズム）」につい**

て考えてもらうとわかりやすいと思います。生き物には、太陽の光など時間を推測する手がかりがなくても、体内で刻む独自のリズムが存在します。これが体内時計で、日本人の場合は平均24時間10分といわれます。そして、**外の世界の1日24時間とのあいだで生じるズレは、おもに日光を浴びることで調整**しています。人間だけでなく、生き物はみなこうした体内時計を持っていて、それに従って体温を上げたり下げたり、ホルモンの分泌をはじめたり終えたりして、様々な生命活動を行っているのです。実は、このサイクルがはじまる時間や終わる時間は、個人ごとに大きく異なります。

笠井 異なると、どんなことが起きるのでしょうか？

穂積 **身体能力や仕事の処理能力などのパフォーマンスがもっとも上がる「ゴールデンタイム」が、個人によって変わるのです**。朝型、夜型などの違いは、この体内時計の個人差によるものです。加えて重要なのは、**クロノタイプは基本的に「遺伝」で決まる**ことです。「どうしても早起きが苦手」という人は、もしかしたら、遺伝的に夜型なのかもしれません。ちなみに、わたし自身も典型的な夜型人間です。

笠井　遺伝ですでに決まっているんですね。

穂積　**遺伝のほかに、年齢や性別、光を浴びる時間、光の量といった要素の影響を受けて決まります。**遺伝によって決定づけられるのは、約50％といったところですね。例えば、午前中に浴びる自然光が強く、その量が多いほど朝型化します。のちにもお話ししますが、２０１３年にアメリカのケネス・ライトが行った研究では、夜型の人でも自然のなかでキャンプ生活を1週間続け、午前中からしっかり太陽の光を浴びると、ぐっと朝型に近づけることが報告されています。

また、10代後半～20代前半頃には、本来夜型ではない人もライフスタイルが夜型になる傾向があることもわかっています。もともと夜型なら、この時期に就寝時間や起床時間がさらに後退します。逆に、中年以降の年齢では、朝早くから目が覚めるようになりますが、これは年齢によるクロノタイプの変化が影響しているわけです。年齢を重ねるにつれて朝型にスライドしていくのは、ごく自然なことなのです。

笠井　朝型の人、夜型の人の割合はそれぞれどれくらいなのですか？

穂積　日本人１１７０人のクロノタイプを調査した研究報告（２０１０年）によると、

日本人のクロノタイプの割合

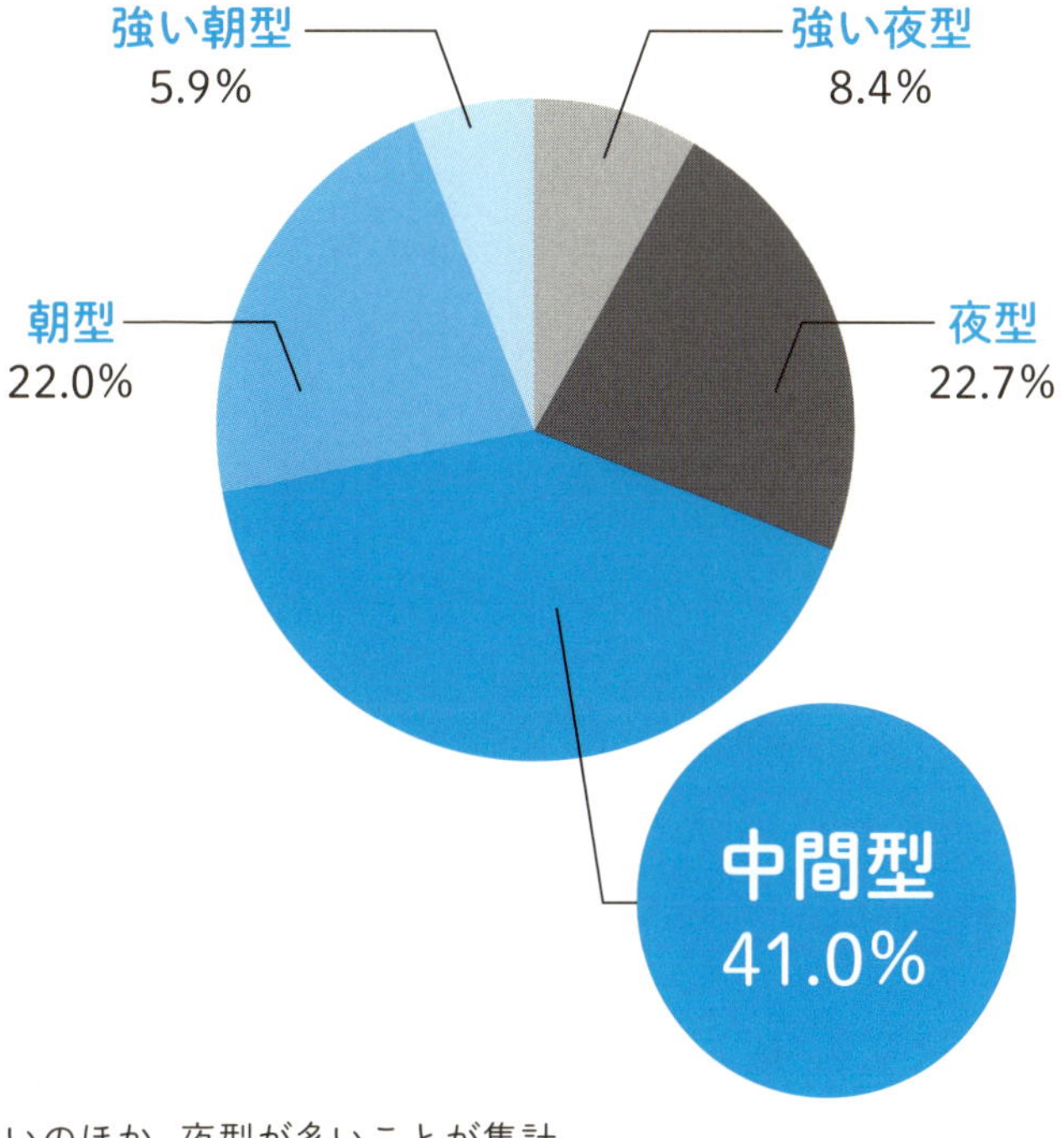

思いのほか、夜型が多いことが集計データから見えてくる。もっとも多いのは中間型。中間型の人は、生活習慣によって朝型・夜型どちらのタイプにもなり得る特徴がある

2010 年の北村らの研究報告より

「朝型」と「強い朝型」を合わせた数字は27・9％。「夜型」と「強い夜型」を合わせた数字が31・1％となり、**夜型のほうが朝型よりも多い**ことがわかります。多くの学校や企業は朝にはじまりますし、朝の出勤時刻を前倒しする「早朝残業」を推奨する企業もありますが、実際は夜型の人のほうが多いわけです。

笠井 朝活や朝ランなどをする人もいて、日本社会では朝型に対してポジティブな印象を強く感じますが、実は夜型のほうが多いんですね。

穂積 ただし、**朝型、夜型とは別に、「中間型」という一群がいます**。文字通り朝型と夜型の中間に位置するタイプで、細かく見ていくと、グラデーションのように「朝型寄りの中間型」から「夜型寄りの中間型」まで、幅広く存在します。中間型の人は、基本的には自分のコントロール次第で朝型にも夜型にもなり得る人たちです。午前中に光を浴びていれば朝型寄りになり、夜中に光を浴びる生活を続けていると、あっという間に夜型寄りになる。本当は朝型でいたくても、生活が乱れたり、仕事で夜が遅くなる生活を続けていたりすれば、簡単に夜型になってしまうわけです。

あなたの睡眠タイプがわかる「クロノタイプ判定」

笠井　**中間型の人は、朝型、夜型のどちらのタイプにもなり得るので、ライフスタイルに合わせた自己管理が求められる**わけですね。自分のクロノタイプは、どうすればわかりますか？

穂積　「クロノタイプ判定シート」の点数によって目安が分かりますので、ぜひ判定してみてください。

穂積　このようにクロノタイプには「朝型」「夜型」「中間型」がありますが、ごく稀《まれ》に、「フリーラン型」と呼ばれるタイプがあります。朝型、夜型、中間型の人は、1日24時間の周期で睡眠と覚醒《かくせい》を繰り返します。ところが、フリーラン型は24時間周期から外れ、毎日30分～1時間ほど睡眠時間が後ろにずれていくのです。ふつうなら、1日24時間とのズレはおもに光を浴びることで調整できますが、フリーラン型は、その機能がうまく働かないのが要因と考えられていますす。フリーラン型は稀なクロノタイプですが、光を十分に感じられない視覚障

クロノタイプ判定シート

この数週間について、それぞれの質問であなたがどのように感じるかを
もっともよく表す答えの番号（点数）を選んでください。
最後に、すべての点数の合計点でクロノタイプを判定します。

01 **あなたの体調が最高になると思われる生活リズムだけを考えてください。そのうえで、1 日のスケジュールを思いどおりに組むことができるとしたら、あなたは何時に起きますか？**

〔5〕午前 5:00 ～午前 6:29　〔4〕午前 6:30 ～午前 7:44
〔3〕午前 7:45 ～午前 9:44　〔2〕午前 9:45 ～午前 10:59
〔1〕午前 11:00 ～午前 11:59

02 **あなたの体調が最高になると思われる生活リズムだけを考えてください。そのうえで、夜の過ごし方を思いどおりに計画できるとしたら、あなたは何時に寝ますか？**

〔5〕午後 8:00 ～午後 8:59　〔4〕午後 9:00 ～午後 10:14
〔3〕午後 10:15 ～午前 0:29　〔2〕午前 0:30 ～午前 1:44
〔1〕午前 1:45 ～午前 2:59

03 **朝、ある特定の時刻に起きなければならないとき、目覚まし時計にどの程度頼りますか？**

〔4〕まったく頼らない　〔3〕あまり頼らない
〔2〕割に頼る　〔1〕たいへん頼る

04 **普段、朝、目が覚めてから容易に起きることができますか？**

〔1〕まったく容易でない　〔2〕あまり容易でない
〔3〕割に容易である　〔4〕たいへん容易である

05 **普段、起床後 30 分間の目覚め具合はどの程度ですか？**

〔1〕まったく目覚めていない　〔2〕あまり目覚めていない
〔3〕割に目覚めている　〔4〕たいへん目覚めている

日本語版朝型–夜型質問紙による調査結果　石原金由、宮下彰夫、犬上牧、福田一彦、山崎勝男、宮田洋　心理学研究 57（2） 1986 p.87-91 を一部改変

06 **普段、起床後30分間の食欲はどの程度ですか？**

〔1〕まったく食欲がない　〔2〕あまり食欲がない
〔3〕割に食欲がある　〔4〕たいへん食欲がある

07 **普段、起床後30分間のけだるさはどの程度ですか？**

〔1〕たいへんけだるい　〔2〕どちらかといえばけだるい
〔3〕どちらかといえば爽快である　〔4〕たいへん爽快である

08 **次の日になにも予定がないとすれば、寝る時刻をいつもに比べてどうしますか？**

〔4〕遅くすることはほとんどない　〔3〕遅くしても1時間以内
〔2〕1～2時間遅くする　〔1〕2時間以上遅くする

09 **なにか運動をしようと思い立ちました。友人が、「それならば、週2回1時間ずつで、時間は午前7時から午前8時までがいちばんいい」と助言してくれました。あなたの体調が最高になると思われる生活リズムだけを考えると、それをどの程度実行できると思いますか？**

〔4〕完全に実行できると思う　〔3〕割に実行できると思う
〔2〕実行するのは難しいと思う
〔1〕実行するのはたいへん難しいと思う

10 **夜、何時になると疲れを感じ、眠くなりますか？**

〔5〕午後8:00～午後8:59　〔4〕午後9:00～午後10:14
〔3〕午後10:15～午前0:44　〔2〕午前0:45～午前1:59
〔1〕午前2:00～午前3:00

11 **精神的にたいへん疲れるうえ、2時間もかかるとわかっているテストを受けて、最高の成績を上げたいとします。1日のスケジュールを思いどおりに組むことができ、あなたの体調が最高になると思われる生活リズムだけを考えると、次のうちのどの時間帯にテストを受けますか？**

〔6〕午前 8:00 ～午前 10:00　〔4〕午前 11:00 ～午後 1:00
〔2〕午後 3:00 ～午後 5:00　〔0〕午後 7:00 ～午後 9:00

12 **午後 11 時に寝るとすると、そのとき、どの程度疲れていると思いますか？**

〔0〕まったく疲れていないと思う
〔2〕あまり疲れていないと思う
〔3〕割に疲れていると思う　〔5〕たいへん疲れていると思う

13 **ある理由で寝るのがいつもより何時間か遅くなり、翌朝、特定の時刻に起きる必要がない場合、あなたは次のどれにもっともよくあてはまりますか？**

〔4〕いつもの時刻に目覚め、それ以上眠らないだろう
〔3〕いつもの時刻に目覚めるが、そのあとうとうとするだろう
〔2〕いつもの時刻に目覚めるが、また眠るだろう
〔1〕いつもの時刻が過ぎても目覚めないだろう

14 **仕事のために午前 4 時から午前 6 時まで起きていなければならないが、次の日はなにも予定がないとします。あなたは次のどれにもっともよくあてはまりますか？**

〔1〕仕事が終わるまで寝ないだろう
〔2〕仕事前に仮眠を取り、仕事終了後に眠るだろう
〔3〕仕事前に十分眠り、仕事後に仮眠を取るだろう
〔4〕仕事前にできる限り眠るだろう

15 **2 時間のきつい肉体労働をしなければなりません。1 日のスケジュールを思いどおりに組むことができ、あなたの体調が最高になると思われる生活リズムだけを考えると、次のうちのどの時間帯を選びますか？**

〔4〕午前 8:00 ～午前 10:00　〔3〕午前 11:00 ～午後 1:00
〔2〕午後 3:00 ～午後 5:00　〔1〕午後 7:00 ～午後 9:00

16 **きつい運動をしようと思い立ちました。友人が、「それならば、週 2 回 1 時間ずつで、時間は午後 10 時から午後 11 時までがいちばんいい」と助言してくれました。あなたの体調が最高になると思われる生活リズムだけを考えると、それをどの程度実行できると思いますか？**

〔1〕完全に実行できると思う　〔2〕割に実行できると思う
〔3〕実行するのは難しいと思う
〔4〕実行するのは大変難しいと思う

17 **労働時間帯を、あなた自身で選ぶことができるとします。面白いうえ、でき栄えに応じて報酬がある仕事を 5 時間連続して（休憩を含む）行うとき、どの時間帯を選びますか？**

〔5〕午前 4:00 ～午前 7:59 のあいだからはじまる 5 時間
〔4〕午前 8:00 ～午前 8:59 のあいだからはじまる 5 時間
〔3〕午前 9:00 ～午後 1:59 のあいだからはじまる 5 時間
〔2〕午後 2:00 ～午後 4:59 のあいだからはじまる 5 時間
〔1〕午後 5:00 ～午前 3:59 のあいだからはじまる 5 時間

18 **1 日のどの時間帯に体調が最高であると思いますか？**

〔5〕午前 5:00 ～午前 7:59　〔4〕午前 8:00 ～午前 9:59
〔3〕午前 10:00 ～午後 4:59　〔2〕午後 5:00 ～午後 9:59
〔1〕午後 10:00 ～午前 4:59

19 **「朝型か夜型か」と尋ねられたら、あなたは次のうちのどれにあてはまりますか？**

〔6〕明らかに朝型　〔4〕夜型というよりむしろ朝型
〔2〕朝型というよりむしろ夜型　〔0〕明らかに夜型

クロノタイプ判定

〔70 ～ 86 点〕…………**明らかな朝型**
〔59 ～ 69 点〕…………**ほぼ朝型**
〔42 ～ 58 点〕…………**中間型**
〔31 ～ 41 点〕…………**ほぼ夜型**
〔16 ～ 30 点〕…………**明らかな夜型**

害者にはそれほど珍しいものではなく、全盲者の約20％、弱視者の約10％に認められます。このクロノタイプはやっかいで、睡眠時間帯が日中にずれ込んだとき、強い眠気や集中力の低下、倦怠《けんたい》感などに苦しめられます。学校での勉強や職場での仕事で成果を出しづらくなるのはいうまでもなく、睡眠をしっかり取れないため、うつ病などのリスクも高まります。

笠井　そのほかのクロノタイプと比べて、コントロールが難しいのですね。

穂積　もし眠る時間が毎日少しずつ後退している自覚がある人は、すぐに睡眠専門のクリニックなどで診てもらうことをおすすめします。

「朝型」「夜型」を意識して暮らす

穂積　面白いことに、クロノタイプは性格傾向と関係していることが多くの研究であきらかになっています。もちろん個人差がありますが、例えば**朝型の性格として、「内向的」「勤勉で朗らか」「粘り強い」「女性に多い」**などの傾向があります。一方、夜型の性格は、**「外交的でリスクをいとわず新たな刺激を好む」「柔**

軟で変化に強い」「落ち込みやすく、だるさや眠気を感じやすい」「太りやすい」「男性に多い」といったところでしょうか。

笠井 対照的なんですね。簡単にいえば、朝型は勤勉で粘り強く、夜型はアクティブで衝動的といった感じですね。

穂積 朝型の人は、午後9～11時に就寝すれば午前4～6時に目が覚めて、ゴールデンタイムを午前中に迎えます。一般的な企業に勤める人なら、出社早々に仕事をバリバリこなせますよね。しかも、午後5～7時に覚醒度がもういちど上がるため、その時間に情報収集や勉強ができるメリットもあります。夜型の人は、本来の体のリズムに従えば、適した就寝時間は夜中の1～3時。目を覚ますのは午前8～10時です。

笠井 これでは一般的な学生やビジネスパーソンなら遅刻なので、無理やり起きることになりそうです。

穂積 その結果、1日を通して眠気を感じ、コーヒーや緑茶などカフェインを含む飲み物を愛飲する人も多くなります。そして、ゴールデンタイムを迎えるのは、午後6～10時です。

笠井 多くは終業時間を迎えてしまっていますね。夜型はちょっとかわいそうというか、損をするケースが多そうです。

穂積 そうなんです。平日に眠くなるのが遅いので、結果として就寝時間は深夜になります。でも、翌朝の起床時刻は決まっているので、つねに睡眠不足気味になり、週末に寝だめしがちな傾向があります。せっかくの週末を有効に使えなくなるばかりか、就寝時間や起床時間が後退し、さらに夜型化が進む悪循環に陥っていくのです。このような特性のため、月曜日の朝にはまるで時差ボケのような状態になり、これを**「ソーシャル・ジェットラグ（社会的時差ボケ）」**といいます。

笠井 ちなみに、寝だめによって心や体は回復しますか？

穂積 完全な回復は望めません。確かに寝だめによって体感としての疲れは軽くなりますが、パフォーマンス自体は正常な状態に戻るとはいえません。もっといえば、**夜型の人は病気になりやすい**という報告が多くあります。**朝型の人と比べて、夜型の人の呼吸器疾患の発症リスクは1・22倍、消化器・胸部疾患は1・23倍、神経疾患は1・25倍、糖尿病は1・3倍、うつ病など精神疾患の発症リ**

スクにいたっては1・94倍というデータが存在します。

笠井　夜型はデメリットが多いのですね。

穂積　もちろん、夜型にもメリットはありますよ。最大のメリットは、時差ボケのような急な生活リズムの変更に適応しやすいことでしょうか。朝型の人は、体内時計の調整能力が夜型よりも劣ります。急な出張や交代勤務などに適応するのは、夜型よりもずっと大変です。そこでまずは、**自分のクロノタイプを知って、パフォーマンスを上げたいときやコンディションを整えたいときほど、クロノタイプに合わせた生活スタイルに切り替えることが大切**になります。

笠井　例えば、夜型の人が朝型に変えることはできますか？

穂積　無理に生活スタイルを変える必要はありませんが、先に話したように、クロノタイプは遺伝以外に光の影響を強く受けるとわかっています。そこで、光を浴びる時間を意識すれば、生活スタイルを調整できます。朝型なら、朝は遮光カーテンなどを使って光が入りにくい寝室の環境を整え、夕方から夜にかけて強い光を浴びれば夜型化します。また、太陽の光は雨や曇りの日でも非常に強いので、午前から午後4時くらいまで外出するときはサングラスを着用し、なるべく地下や建物のなかを歩きます。そして、光が弱くなる午後4時以降は、逆に積極的に光を浴びる。室内で過ごすなら、休憩のときは外が見える窓の近くに行き、積極的に光を浴びてください。

笠井　すると朝型の人でも、夜に起きていられる体になれるわけですね。

穂積　はい。逆に**夜型の人は、朝方に強い光を浴びると朝型化しやすくなります。夜にいままでより早い時間にすんなり眠れるようになるには、朝日が直接部屋に入る環境で目覚めるようにします**。そして、屋内で過ごす時間を減らせればベストですが、日光を浴びるために出勤時にひと駅分歩くだけでも十分です。また、ネットサーフィンやスマホのチェックは、夜寝る前の時間は避けたほうがいいでしょう。わたしも典型的な夜型ですが、午前中に出かけるときはしっかり歩いて、店では屋外の席を選んだり、土日は子どもの外遊びに出かけたりしています。

笠井　朝の公園は空いていて、気持ちも回復しますよね。

穂積　そうなんです。**日光によって眠気を促すホルモン「メラトニン」の分泌が抑えられる**ので、わたしも午前中に眠くなることがなくなりました。

日中眠気が取れないのは危険

笠井 最適な時間の睡眠を取っていても、日中に眠くなるときがあります。

穂積 生理的に眠くなる時間はあります。起床から約7~8時間後で、クロノタイプが中間型なら、だいたい正午から午後2時くらいまでのあいだです。食事の影響を除いても、もともとの生体リズムでこの時間帯は眠気が生じやすいといわれています。これは自然な生理作用なので、その時間帯に多少の眠気を感じるのはなんら問題ありません。

笠井 よく20分ほど昼寝をすればいいと聞くのですが?

穂積 そうですね。ただ、**目安として10~20分程度の仮眠を取ってもまだ眠気が強く残るのであれば、睡眠不足と考えていい**と思います。

笠井 確かに睡眠ログをつけてみると、30分以上寝たときは後ろの時間がずれていくんです。そうなると生活リズムの乱れがはじまって、さらに日中が眠くなっていきます。昼寝がそんなに必要なら、そもそも生活全体を見直したほうがいいかもしれませんね。

穂積 **仮眠は、ちょっと体を休ませる程度**ですね。また、たくさん眠っているはずなのに、日中も眠いという人もいるかもしれません。実は、睡眠外来でそんな患者さんにたくさん出会ってきました。その場合、睡眠中にいびきをかいたり、呼吸が止まったりする場合が多く、**「睡眠時無呼吸症候群」**になっている可能性が考えられます。いびきや無呼吸は太っている人の病気と思われがちですが、実際はやせている人でも、顔の骨格の影響で無呼吸になる人がいます。しっかり眠っているつもりなのに、日中眠気に襲われることが続くなら、睡眠専門クリニックの受診をおすすめします。

笠井 いびきの有無や程度は、スマホのアプリなどで録音すれば簡単に調べることもできますよね。

穂積 簡単に記録できますね。なお、いびきの簡易検査は、保険診療を使って3000円程度で受けることもできます。また、良質な睡眠を得られているかどうかを確認できる具体的な基準があります。睡眠研究で有名なスタンフォード大学の研究で示されており、次のチェック項目を満たしているかを確認してみてください。

□ベッドに入って30分以内に眠れる
□睡眠中、起床までに起きる回数が1回以下
□「眠っている時間」が「ベッドのなかで過ごす時間」の85%以上

笠井 「寝よう」とベッドに潜り込んだのに、なかなか眠れないという人もいますよね。

穂積 そんなときは、ベッドに入ってから目覚めるまでの時間が6時間だったとしても、あまりいい睡眠が取れていない可能性が高いでしょう。その場合は、やはり自分のクロノタイプと、**眠る時間帯が合っているかを確認**してください。遺伝的に「強い朝型」の人が、夜勤明けの人のように早朝から眠るのはそもそも難しく、同様に、「強い夜型」の人が午後10時にベッドに入っても、眠れない時間を過ごすだけです。

笠井 仕事やプライベートの事情で、すぐにライフスタイルの改善を図るのは難しい

場合も多いと思いますが、自分のクロノタイプを知り、いますぐは無理でも、**できるだけクロノタイプとライフスタイルを合わせていく**ようにすれば、理想的な睡眠が得られそうですね。

週3〜5日軽い運動ができる余裕を残す

笠井 健康のために必要な睡眠について、とても理解が深まりました。

穂積 わたしは医師なので、結論がどうしても「健康になるには食と睡眠と運動」となってしまいます。運動についていえば、「運動する元気が出てこない」という人は、やっぱり仕事や家事をやり過ぎていると思います。**おおまかな目安として、30分前後の運動を週に3〜5日ほどできるくらいの余裕を残しておくことが必要**です。一方で、365日休みなく運動するのもやり過ぎで、アメリカで18歳以上の成人120万人を対象にした研究によると、運動をやり過ぎている人は、やっていない人と同様に不健康だとされています。これは医師として、同じ実感を持っています。

笠井 たとえ熱心に運動していても?

穂積 そうなんです。運動によるメリットが最大になったのは1回45分間の運動を週3~5日行っていた人たちでした。運動を1日3時間以上行った人や、運動を月に23日以上行っていた人は、まったく運動をしない人に比べてメンタルヘルスはむしろ悪化しやすかったという結果だったのです。**運動する人でも、週1日は休む程度の関わり方で運動していけるのが大事**です。

笠井 週に3~5日の運動が続けられない感じだと、生活に余裕がなくちょっと危ないわけですね。運動というのは、歩くことや走ることでいいですか?

穂積 はい。日常的に気軽にできる運動で大丈夫です。わたしの場合は、コロナ禍以降は、オンラインレッスンでピラティスをするのが習慣になりました。朝に行って、土日は休むペースで続けています。

笠井 平日にできない日があっても、自分を許せることがきっと大事ですよね。

穂積 そうなんです。サボるというか、**なにもしない日をつくることも大切**です。

笠井 コロナ以前も運動は習慣にされていたのですか?

穂積 精神科医としてメンタルをいい状態に保つため、運動はやっぱり欠かせないという実感があるので、出産前はジムで運動をしていました。出産後はさすがに時間がなく、コロナ禍を機にオンラインで再開した次第です。

笠井　以前はジムにどの程度の頻度で行っていたんですか？

穂積　週2回ほどですね。あとはいつも運動靴を履いて……。

笠井　あっ、そういえば！

穂積　2、3キロの距離は毎日歩くようにしていました。

笠井　そうだったんですね。いつもきっちりした女性らしい格好をされているのに、足元がスニーカーだから、子どものお迎えかな？　と思っていました。なるほど、謎が解けた！（笑）

穂積　近場はおおむね歩くようにしています。

笠井　ヒールとスニーカーでは、歩ける距離がまったく違いますからね。

穂積　だから、**わざわざジムに行かなくても、週3～5回の運動は誰でも簡単にできる**と思いますよ。

「なにもしない」ひとり時間で回復を心がける

笠井　最後に、理想とする「仕事と暮らし」のかたちについてお聞きします。といいつつ……実は、理想のかたちってないのかなとわたしは思うのです。きちんと休めて、自分で回復できて、食と睡眠が整って、心身ともに健やかであれば、そのときどきの理想に近づけます。逆にいうと、**日常に「なにもしない」ことの大切さを感じられるサイクルがあるのが理想**だと感じています。

穂積　確かにそうですね。基本的には、**食や睡眠が適切に確保されたうえで、生活のなかに「選択肢」を増やしていければいい**ですよね。やはり精神的に余裕がなければ、選択肢は広がりを持たないので、それを失わないような生活を送ることです。でも、それこそ選択肢は人それぞれ違うし、自分の人生のなかでも、年齢や家族構成によって変化します。その意味では、普遍的な理想のかたちはないといえそうです。ただし、**無理をしてまわりに適応しているのであれば、それに早く気づき、少しでも自分の充実につながるもののために、振り返る時**

笠井　**間をつくるのがいい**と思います。

自分の状態を客観的に見つめるには、しっかり休まなければ気づけません。**そんなときにまず必要なのが、「なにもしない」休む時間**なんだなと思います。

穂積　休んでいる時間にこそ、できることがありますからね。

笠井　精神的な疲れと肉体的な疲れは違うので、それぞれ個別の対応も必要ですし、休み方はそのときどきで変わると思います。調子が悪いことは恥ずかしいことではありません。心と体はつながっているので、メンタルが落ち込んでいたら体を休ませてあげてほしい。たまにはひとりでゆっくり食事をしたり、**「なにもしない」時間を意識的につくったりして充電してほしい**と思います。優しさや思いやりって、体力からできていると感じるのです。だから、家族間で〝休むこと〟に協力するのはお互いにとって大切なことだと思います。あとはやっぱり、睡眠でしょうか。

穂積　睡眠ですね。お話ししたように、人によって睡眠タイプは違います。自分に合った睡眠をしっかり取って、休んで回復し、変化の激しい時代にも備えられるように心身を整えていただければと思います。

第4章

なにもしない習慣の続け方

ステップ①　事前準備
科学的エビデンスよりも「私的エビデンス」

習慣は、無理なく生活に取り入れられるものであることが欠かせません。そこで第4章では、なにもしない習慣のための具体的なステップを紹介します。

毎日しっかり充電された状態で過ごすためには、あらためて**自分の人生で本当に重要なものごとを洗い出し、自分の生活のなかに優先順位をつけていく**ことが求められます。

日常の「なにもしない」時間に対して罪悪感を覚えずに、**自分が「これが心地いい」と感じるものに正直になる姿勢を持つことが大切**です。

なにもしないといっても、ただなにもしない状態を目指すのではなく、自分と向き合いながら、心身の状態や変化に気づいて回復していくプロセスが重要です。食も仕事も人間関係も生活の一部であり、それらに変化を起こして人生をよくしたいと考えるなら、時間やエネルギー配分をはじめ、生活全体を調整しなければなりません。

最初のステップは、自分の生活を「見える化」し、自分を消費する時間と充電する時間の両方に気づくことでした。その根幹は、本書の各所（おもに第1章）で紹介しているワークです。

そして、それらのワークを通してつくった自分だけの「充電リスト」、つまり「自分のトリセツ」を読み返すだけでも、自分が満たされることにアンテナが立ちやすくなります。

大きく自分を変えようとしなくても、自分が心地よく過ごせる時間や体験は、日常のなかでつくっていけるのです。

世の中には、幸せや理想の人生を得るためのノウハウがたくさんありますが、それらを参考にするにしても、**最初に自分の棚卸しをしていなければ、実際に自分に合うかどうかが判断できません。**また、行動に移すには時間も必要です。そんなときに「自分のトリセツ」が手元にあれば、時間とエネルギーの無駄遣いをせずに、とても楽に人生をいい方向へと進めていけるのではないでしょうか。

自分にとっていちばんの情報源は、どこかで見聞きしたものではなく、自分が日々経験することや体感したことなど生活のなかにあります。まったく新しいことを習慣化するのはとても大変ですが、トリセツにあることはすべて、「すでに体験したうえでよいと思ったもの」ですから、そもそも習慣化しやすいものなのです。

必要なのは、科学的エビデンスよりも「私的エビデンス」です。

「わたしはこれで充電できる」とわかればそれでいいのです。

・生活が快適になった
・疲れにくくなった
・パフォーマンスが上がっている
・夜ちゃんと眠れている
・以前よりストレスを感じにくくなった

・イライラすることが減った

これらすべてにあてはまる必要はありませんが、生活のなかにうまく溶け込み、より生活が快適になるものであることは必須条件です。

なんでもない日常や、なにもしない時間から学べることはたくさんあります。それこそが、自分の生活に活用できるネタの宝箱なのです。

生活のなかの様々な「し過ぎ」を省いていき、1日のなかで少しだけでも、自分と向き合える時間をつくっていきましょう。

ステップ② 環境設定
「なにもしない」ために効率化する

充電の肝となる、「なにもしない」時間（能動的に休む時間）を確保するには、タスクをためこまないことがポイントになります。そこで次のステップは、そのための環境設定について進めていきます。

生活のなかで頭の片隅に少しでも気になることがあると、安心して休むことはできません。特に、嫌なものごとの先送りはストレスを生み出すだけでなく、大きな失敗を招き、大切な人との信頼関係も失いかねません。

これは個人的な感覚ですが、**気が乗らない作業を忘れるいちばん手っ取り早い方法は、その作業を早く終わらせること**ではないでしょうか。例えば、わたしはどうしても気になる仕事があるときは、「仕事をしない」と決めている週末でも、早く起きて朝のうちに終わらせることもありますし、それができないときは、取り組む日時を決めて、スケジュールに無理がない（不安要素がない）ことをしっかり確認して心が乱されないようにします。

自分のトリセツに書かれていることが増えてくると、ものごとに対して「いまするかしないか」「頑張るか頑張らないか」だけで判断するのではなく、「いましたほうが結果的にはいい」「いまはしなくて大丈夫だけれど、これだけはしておこう」などと、その後のことまで俯瞰《ふかん》的にとらえたうえで、自然と前向きな選択と行動ができるようになります。

また、年を重ねるほどに体力が落ちていくため、仕事や作業をひとりで抱え込まないことも大切な姿勢です。**得意でないタスクはほかの人に任せて、逆に、自分が得意とすることを快く引き受けていくスタンスに変えるの**も、環境設定における欠かせない行動だと思います。

「なにもしない」時間を持ち充電リストを活用していくといっても、はじめたばかりの頃は自分がどんなことで回復するのかわからない場合もあるでしょう。**最初は、「ひと息つけた」と感じられる程度の時間を意識的に設けるだけで構いません。**例えば、いま手がけている仕事を会議開始までに終えるといった場面なら、デッドラインを5分早めてタスクに集中し、自分で生み出した5分間を使って1杯のコーヒータイムを楽しんでみる。そのとき食事瞑想《めいそう》（62ページ）の方法を取り入れれば、より効果的です。心身が充電できたことで余裕が生まれ、自分の自信にもつながります。

効率化も大切ですが、思いきって「し過ぎ」をやめてみるのも大切です。たった5分でも「なにもしない」時間を生み出そうとする気力があることや、それを**行動に移せること自体が、疲れやストレスをためずにしっかりと充電できるようになっている**

証拠です。

仕事や家事に集中するには、気力と体力が充実していて健康体であることが大前提。生活のなかの行動はすべてつながっています。ポイントは、自分の充電のための時間を先に押さえてしまうことです。

それによって集中力が上がり生産性も増して、「なにもしない」時間を持てる環境が整っていきます。

場所・時間・エネルギーの最適化

充電リストを活用してしっかり充電できるようになっても、消費エネルギーが多ければバランスは悪いままです。

在宅勤務の増加をはじめとしてワークスタイルの多様化が加速していますが、問題になるのが、自宅で仕事をするときの環境設定です。環境を整えると、最小のエネルギーで力を発揮できますが、逆に環境を整えなければ、つねに「意志」「我慢」「努力」といったものの力が必要となりストレスにもさらされやすくなるでしょう。そこで、シチュエーション別に、「場所」「時間」「エネルギー」のマネジメントのコツを紹介します。

場所のマネジメント

・集中できる場所がない

この悩みは多くの人が抱えているのではないでしょうか。なかにはオンラインミーティングを車中で行ったり、クローゼットで仕事したりする人もいると聞きます。このように場所に制限がある場合は、できるだけ仕事に集中できるように、仕事以外のものを片づけることからはじめましょう。当然、**家には仕事に関係しないものが多く、視界の外へ追い出すだけでも集中力が上がります**。

散らかった状態のまま仕事する人もいますが、散らかった部屋では確実に集中力を下げてしまいます。この際、**「あったことすら忘れていたもの」は不要なものと考え、思いきって処分**してしまいましょう。視界の余白は、思考の余白——。雑念にとらわれたり、ほかのことを思い出したりするきっかけを、環境から省くことが大事です。

また、ふだん使わないベランダを、アウトドアオフィスとして活用するのも一考の余地があります。日光をたっぷり浴びられるため、睡眠の質を高めることにもつながります。

・食卓と仕事をする場所が同じ

職場で仕事モードになるのは簡単でも、生活感あふれる自宅で仕事モードになるのはなかなか大変です。在宅勤務では食卓で仕事をする人も少なくないと思いますが、オンオフのメリハリがなくなると気分転換をしにくく、疲労感がたまりやすくなります。同じ場所でも、食事をするときは必ず仕事のものを片づけるのはもちろん、いつもと違う位置に座ることで目に見えるものを変えるのもいいと思います。

また、仕事中のコップと食事中のコップを変える、食事中にはランチマットを敷くなど、色で気持ちを切り替えるのも手軽な「切り替えスイッチ」になります。

・集中できなくて仕事時間が長引く

集中力が切れている状態で無理に仕事をし続けると、あきらかに効率が悪くなります。そこで、考える作業はソファー、メール返信はキッチンカウンターで立ちながら、アウトプットはデスクというように、**仕事内容によって場所を変える**ことをおすすめします。

散歩などをするときにも脳は整理されるので、「アイデア出しのタスクはランチを買いに行くとき」など、自由な動きを考えてみてください。長時間座ることによる筋力低下やむくみ、倦怠感《けんたい》を予防でき、無駄なネットサーフィンも減らせます。**「仕事＝座ってするもの」と考えなければ、場所の選択肢が広がります。**

時間のマネジメント

・家事や育児で仕事がなかなか進まない

仕事と家事や育児を同時にやろうとしても、作業が途切れ途切れになってしまい、思ったほど仕事が進まないどころかかえって疲れてしまうことがある——。こうしたケースへの対処策として、「子どもと一緒に早く寝て、朝早く起きて仕事や家事をする」という話をよく聞きます。でも、それによって大切な睡眠が削られ、日常的に6時間を切っているなら、まずは生活のなかの「し過ぎ」を見直しましょう。それはもう、頑張り過ぎだからです。

第3章の穂積先生との対談でも紹介したように、人それぞれ朝型・夜型などのリズムは異なっており、エネルギーが高くない時間帯に頑張ると、元気なときに頑張る以上の疲労をもたらします。家族やパートナーと話し合って、お互いのパフォーマンスが上がる時間を調整して助け合いましょう。

・仕事が思ったように進まない

集中力の限界とされるのは約90分です。みなさんの体感的にはいかがですか？　それこそ、「1日のおもな行動」を見直していただくとわかると思いますが、特に在宅勤務では、超濃密な集中力を90分も保つのは難しいはずです。もしくは、保てたとしても、やり終えたときにぐったりしてしまうことがあるかもしれません。

そこで、やはりタスクごとに枠を押さえるなら、「午前中でこの仕事を仕上げる」というような大きな枠ではなく、まずは90分を超えないように考えましょう。そして、その間には食事やお茶休憩など、確実に「充電」できるコマをちりばめるのも有効です。大切な仕事にほど多くの時間を割きがちですが、「時間＝集中できる時間」ではありません。

集中力が切れたら、次の仕事を少しだけする方法もあります。それにより、ゼロからスタートする気の重さを回避し、先延ばし癖もなくなって仕事の効率が上がります。あらかじめ、合間に複数の単純作業（書類整理、夕飯の下準備など）を用意しておき、切り替えながら進めていくと集中力を維持できるようになります。10分以内の軽いボリュームで、「次回のミーティングのトピックを考える」「使う資料を用意する」「明日の会議の資料に目を通す」など、具体的な行動をいくつか用意しておくのもいいと思います。

また、**仕事内容と、取り組む時間帯のバランスもチェック**しましょう。メール返信などの対応業務から着手し、すべて終わったあとに高い集中力を必要とする仕事となっている場合は、効率が落ちて仕事をし過ぎる傾向があります。

・仕事以外のことが頭をよぎって集中できない

「夕飯はなににしよう？」「最近パートナーとうまくいってないな」など、なんとなく頭をよぎる程度のものごとでも、答えを出さないままでいると脳はエネルギーを消費します。もし毎日同じことが気になっているなら、**スケジュールやアクションを決めて（曜日で食事メニューを決める、話す日を決めるなど）、考えないようにする仕組みが有効**です。

また、**頭のなかのモヤモヤした思いなどは、いちどすべて紙に書き出すだけでもすっきり**します。そのうえで問題を整理し、仮でもいいので、現段階のそれぞれの答え（対処法）を出しておきましょう。なにもしない時間を生み出すには、「やるべきこと」が積み上がっていく心理的負担を減らすことも重要です。

・毎日仕事の進め方を考えるのが疲れる

「1日のおもな行動」のワークを見ながら、疲労度が低いときの動き方（仕事の進め方）を、できるだけ再現してみてください。**行動をなぞるだけなので、考える必要がなく、理想の仕事の進め方が日常的に繰り返されるほど、疲れにくくなります**。ただし、そのパターンを習慣化しようと意気込むと、思っていたリズムで動けないときにストレスを感じることもあります。はじめのうちは、「このパターンだとこうなるんだな」とわかる程度の実験感覚で再現していきましょう。

エネルギーのマネジメント

・自分がなにで充電できるのかいまいちわからない

なかには、本書のワークを難しく感じる人もいると思います。特に、抽象的な問いは難しいですよね。ふだん、このワークはクライアントとわたしが対話しながら取り組んでいるものなので、ひとりでするのは最初、なかなか手ごわいと思います。

でも、1週間分の「1日のおもな行動」を記入できていたら、もうひとふんばりです。そのログを見返して、**「いちばん快適だった日」と「いちばん疲れを感じた日」のふたつをチョイスしてください。そして、そのふたつの違いをできるだけ言語化**してみるのです。「食事」「睡眠」の項目別に考えるのもいいですし、全体の動きで考えてみても構いません。いちばん快適だった日のなにかの行動は、「充電」につながるはずです。逆に、エネルギーを消費しているエラーポイントを見つけるには、疲れを感じた日になにがあったのか、自分に優しく問いかけましょう。

・疲れが日々たまっていく感じがする

日常のなかに、自分を回復させるものが不足しているかもしれません。そんなときは、**自分にとっての「サムシング・ニュー（新しい刺激）」を試しましょう**。ふだん聴かない音楽を流してみたり、オンラインでエクササイズをしてみたりと、いつもと違う動きをすれば、忘れがちな「心地いい状態」を思い出すきっかけになります。

試しに、いまこの本を置いて、思いきり伸びをしてみてください。気持ちよさと同時に、体が縮こまっていたことを感じたり、関節がポキポキと鳴って、体がガチガチになっていたことを感じたり。人によっていろいろな感覚があると思います。実際に試してみなければ、ガチガチになっていることに気づけないですし、伸ばしたときの「気持ちよさ」も簡単に忘れてしまいます。

だからこそ、ふだんと違う動きを試してみましょう。「こういうの好きだったな」と思い出すこともあれば、はじめて気がつくこともあるでしょう。これは、充電リストの選択肢を増やすうえでも有効です。

・他人と話す機会が減って悶々《もんもん》としがち
気分が鬱々《うつうつ》としてきたように感じたら、自分と向き合うだけではなく、他人と「話す」ことにも積極的になりましょう。特定の人とオンラインで気軽に話すのもいいですし、不特定の人とゆるくコミュニケーションをしたかったらＳＮＳもいいかもしれません。いずれにしても、**自分の思いを抱え込まずに、なかば強制的に言語化すると心のひっかかりがクリアになります**。

また、転職や健康など気になることがあれば、その分野のアドバイザーやカウンセラー、コーチなどプロとの対話も選択肢のひとつ。自分のことをアウトプットすれば、新たな視点やアドバイスをもらえる機会にもなります。

ステップ③ 習慣化
習慣だけが与えてくれる安心感

なぜ、休むことを「習慣」にするのか。なぜ、「疲れたら休みましょう」ではなく、「毎日充電しましょう」なのか――。**わたしが「習慣」を重視するのは、習慣には自**

分が想像すらしなかった高みまで行ける力があるからです。

わたしがまだ栄養士になったばかりの頃、クライアントとダイエット相談をしていて感じていたのは、目標を最適化するのはとても難しいということでした。というのも、**目標は高過ぎれば達成しづらく、低過ぎても変化を起こしにくい**からです。

仮に最適化された目標をつくれたとしても、体重は一定の速度で減るものではなく、ダイエットには必ず減量が停滞する「踊り場」があります。この踊り場はつらく、ここで冷静な判断をしたり、努力できたりする人はそう多くありません。むしろこの踊り場で焦ってしまい、舵取《かじと》りを間違える人がたくさんいます。そうして踊り場でつまずき、やる気がなくなってダイエットをやめてしまうのです。

そうした場合に、**わたしがなによりも威力を感じたのは、習慣が持つ力**でした。多少、体重に揺り戻しがあっても、クライアントの生活で新しく「あたりまえ」になったこと――例えば、おかずに必ずサラダを添えるようになるというような習慣化したことは、やがて食べないほうが落ち着かなくなって、けっして元には戻りません。

たとえ本人が「ダイエットはもうやめた！」と決めても、その健康的な食習慣がある限り、そのうちにまた自然と体重が落ちていくのです。

しかも、目標はどんなに頑張っていてもかなりの頻度で「できなかった自分」「ダメな自分」を意識させるのに対し、**習慣は「続けている自分」に対して安心感を与えるもの**です。その安心感こそが、続けるための原動力になります。

習慣によってわずかでも変化しながら、日々の変化をていねいに記録していければ、自分が変化し前進しているとはっきりと認識できます。これは、以前の生活にはなかった要素が、いまの自分の生活であたりまえになっているのを知ることであり、たとえわずかな変化でも、「以前と同じ結果には戻らない」と思えるようになります。

いままでになかった「なにもしない」時間を過ごすことが習慣になれば、これまでとは違う結果が得られます。なにかあったときにも、「大丈夫、リカバリーできる」と自然と思えるようになるのです。

「なにもしない習慣」は、ノーリスク、ハイリターンの最高の投資なのです。

日常を「見える化」して小さな点から変える

どんなことでも、習慣化するためのポイントは自分の生活や性格と照らし合わせた行動をすることです。日常を「見える化」して俯瞰《ふかん》することで、**あたりまえになっていた負のサイクルに気づき、そのなかの小さな点から変えていくのがいい習慣のつくり方**です。

例えば、在宅勤務で1年が過ぎてもまだ仕事のペースがつかめないどころか、生活が乱れる一方だったとします。そのような状態で「理想のタイムスケジュール」を立てたとしても、明日からその通りにはなかなか動けないと思うのです。もしできるなら、もうすでにできているはずですよね。

習慣になるまでの道のりは、生活を全体として面で見つつ、できそうな小さな点から調整していく繰り返しと積み重ねです。習慣化するのが大変だという人もいますが、それはおそらく、急激な変化を望んで高いハードルを設定しているからではないでしようか。

なにもしない習慣をつくるのも、「多少時間がかかってもいつかできるだろう」くらいに、気楽に構えるスタンスを保つのがいいと思います。最初は、「1日のおもな行動」を書く時間を事前に押さえることからはじめて、「今週末はリストを整理しようかな」くらいに、細切れにワークをしていってもいいのです。

そのうち、消費に使っていた時間を充電の時間に変えることができるようになったり、生産性が上がって「なにもしない」時間をもっとつくれるようになったりするかもしれません。

どの側面から見てもストレスがなく、自分のリズムに合った方法で進めていくことが大切です。早く身につけても、時間がかかっても、得られるものには変わりはありません。

いい習慣を身につけるのは、努力や性格やスキルの差ではありません。

生活のなかでメスを入れる小さな点を見つけて、焦らずにゆっくり変えていけば、誰でも身につけることができるのです。

ステップ④ 習慣のチェック
悪習慣とセットになった行動を探す

「なにもしない」時間を過ごすことを習慣にするには、当然ながら、それに充てる時間が必要です。あたりまえになってしまっている「し過ぎ」を、ふだんの生活から追い出すための工夫をしなくてはなりません。

自分がいろいろと「し過ぎ」ていることは、すでにワークを通じて発見があったと思います。ただ、「し過ぎ」なことが見つかり、やめようと思ったらやめられるならいいのですが、わかっているけれどやめられないことはたくさんあることでしょう。

その場合には、その行動とセットになっている行動がないかチェックしてください。例えば、「間食し過ぎかな?」と思うなら、「1日のおもな行動」を見返して、し過ぎている行動の前後にどんな行動をしているのかをチェックします。

すると、「気分転換のためにコーヒーを淹《い》れたタイミングで、甘いものを食べたくなる」というように、なにかしらセットになっている行動が見つかりませんか？ ほかにも、「仕事の電話でイライラしたあとに食べたくなる」「子どもを寝かしつけ、ひとりの時間になったら食べている」など様々なパターンがあり得ます。

そこで、ただ間食をやめようと目標を定める前に、**セットになっている行動のほうにメスを入れていく**のです。コーヒーを飲む以外の気分転換の方法を考えたり、「イライラしたらすぐ誰かに話す」「ノートになぐり書きして気持ちを吐き出す」というように行動を変えたりしていくと、おのずと結果が変わってきます。

同じように、つい晩酌で飲み過ぎるお酒の量を減らしたいなら、「あるから飲む」という動線にならないように、「買い置きしない」のが確実な方法でしょう。経済的な理由でまとめ買いをする場合は、「その日飲む分以外は冷やさない（常温で置いておく）」という動線もありですよね。

望まない習慣のきっかけになっている動線にさえ気がつければ、無意識にルーティン化している行動サイクルを変えていけるはずです。

「間食のし過ぎくらいで時間は減らない」と思うかもしれませんが、たとえ時間はそれほど奪われなくても、し過ぎは疲労の原因――つまり、エネルギーの消費ポイントになるので、「たかが」と思わずにていねいに拾ってみましょう。

習慣化の失敗を防ぐ4つの問い

「なにもしない習慣」をつくるだけではなく「充電できる習慣」をもっと増やしたいと思ったときに、その習慣がはたして本当に自分にいい影響を与えてくれるかどうかを、実際に取り組みながら見極めるのは時間もエネルギーも奪われます。

そこで、前もって意識しておきたい4つの問いを紹介します。

1　その習慣はほかの充電を奪っていないか？

例えば、充電リストに「夜のランニング」があったとします。「走ると気持ちいい！」と思えたなら、これは間違いなく習慣化してもよさそうですよね。でも、もし「夜、夫婦でお茶をしながらゆっくり話すと気持ちが落ち着く」ということも充電リストにあったらどうでしょうか？　毎晩走ろうと思うことで、ほかの充電の機会を奪ってしまうかもしれません。

仕事を通して目標を立てることに慣れている人ほど、習慣化でも高いハードルを求めがちです。でも、このようにほかの充電の機会を奪う可能性があるものは、習慣化するよりも、リストのひとつにとどめておくとよいでしょう。

夜、動画を観るのをやめたほうがいいと思っても、やめることで楽しみが奪われるなら、いきなりやめる必要はありません。それよりも前に、「動画を観ることでなにを得ようとしていたのか」をあらためて考え、ただリラックスしたかったのであれば別の方法を試してみるのです。

なにか習慣をつくろうとするときは、必要以上にストイックになっていないか、自分の幸福感を奪っていないかを確認しましょう。「努力すること」ではなく、「本当にあなたが充電できること」に価値があるのです。

2　条件が揃わないとできないことではないか？

条件に左右されるアクションは習慣化を難しくします。充電リストに「自炊した日は幸福度が高い」とあっても、「早く帰れたら」「スーパーに寄れたら」「疲れていなかったら」というように、**条件がきちんと揃わないとできないものは続きません。**なかでも、「早く帰れたら」という条件は、自分だけではコントロールできない要素が入っており、さらに習慣化が難しくなります。

「しようと思ったのにできない」頻度が多発すると、エネルギーを消費してしまいます。こうしたこともまた、「習慣化」を目指すのではなく、選択肢のひとつとしておいたほうが無難です。

3　アクションの段階は多過ぎないか？

あなたが仮に、「気分転換の目的で間食したくなったらハーブティーを飲む」と考えたとします。でも、ハーブティーを飲むために、「お湯を沸かす」「茶葉を淹れてできるのを待つ」「ポットに入れた茶葉を片づける」など**アクションの工程が多過ぎれば、それだけ習慣は身につきにくくなります**。

そのプロセス自体を自分が楽しめるなら多くても構いませんが、習慣を身につけやすくするには、茶葉をティーバッグに変える、朝のうちに多めにつくって耐熱性のマイボトルに入れておくなど、アクションの数をできるだけ減らしましょう。

4　漠然としたことを掲げていないか？

悪い習慣の元になる「し過ぎ」をやめるにしても、ただ「量を減らす」「少なくする」などと漠然と考えていると、「昨日と比べて少なければいいか」「以前よりは減っているからOKかな」と、基準がどんどんブレていきます。そうなると、「それなりにやっているのに効果を感じない」と、習慣化することよりも目の前の結果に意識が向きがちになります。ある**一定の行動の基準があいまいでは、そもそも習慣化ができません**。

そこで、お酒なら1杯にするとか、ネットサーフィンなら30分にするなど、**具体的な数字を設定して取り組むことで、習慣の定着率は格段に上がります**。

ちなみに、この設定は**「否定形ではなく肯定形に置き換える」と効果的**です。「週5日お酒を飲まない」ではなく、「お酒は週に2日飲めるようにする」ととらえると、生活のなかから楽しみが奪われる感覚が和らぐのでおすすめです。

意志の力に左右されるアクションは、習慣化が難しくなる典型的なパターンです。「頑張るぞ！」と気合いを入れるような行動は、なかなか習慣になりません。**「できる」「やりたい」という気持ちよりも、具体的かつ達成できそうな小さい数値を設定**

したほうが、習慣になりやすいものです。

ステップ⑤　継続
ログで自分の変化に気づく

充電につながるいい習慣を続けたいなら、本書のワークのような自分自身のログをつけことが欠かせません。そして、このログのつけ方自体にも、自分に合ったやり方があると思います。エクセルが好きな人もいれば、アプリを活用する人もいるでしょう。書くのが苦手な人でも、食事や運動の記録なら写真に残すかたちでつけることもできます。大切なのは、自分が続けられるかたちでログをつけることです。

わたしのおすすめは、手書きです。なぜなら、生活の全体像を一括で把握しやすいのと、すべての生活がパソコンに頼りがちないま、アナログな手段を使うとメリハリがつきやすく、それ自体が「充電」の時間になりやすいからです。

ちなみに、「上質なノートだと気分が上がっていい」という人もいますが、わたし自身は罫線《けいせん》入りのふつうのノートを使っています。基本的に、ログは「いつでもどこでもやろうと思ったときにできる」ことが重要なので、持ち歩きやすく、はじめるときのハードルが低いノートでつけるといいと思います。

目標設定に慣れている人は、最初は習慣によるメリットを感じにくいこともあるでしょう。だからこそ、自分の小さな変化を見逃さないように、どんなかたちでもいいのでログをつけて「見える化」しておくことは大切です。

ログがもたらす最大のメリットは、「変化や進歩に気がつける」ことです。

それは、**走るために必要なガソリンを日々満たすようなもの**です。ログをつけるのが面倒になる場合もあるかもしれませんが、そんなときこそ、「どうして書けないのだろう?」と、自分を見つめる時間にするといいと思います。続けられない理由を考えると、逆にどうしたら続けられるのかもわかってくるものです。**どんなものごとも、うまくいく人は、軌道修正しながら続けられる人**です。ログのやり方がうまくいかないと感じたら、うまくいくやり方を探しながら続けていくわけです。

一方、失敗する人は、ログをつけるのが面倒だと思った時点で、やり方を変えるのではなくただやめてしまいます。それは自分の可能性を捨てることでもあり、とてももったいないことではないでしょうか。

習慣化と聞くと腰が重く感じるかもしれませんが、大きな目標を立てて達成のために突き進んでいくやり方よりも、よほど楽で堅実なアプローチだと考えています。

「ここに泊まってみたい！」と宿泊先ありきで旅行をプランニングしたとしても、実際は、その道中の景色や出会いを含んだすべてが、楽しい旅の思い出になりますよね。むしろ、思い出や人生を豊かにしてくれるのは、そのプロセスのほうかもしれません。

継続する気になるために大切なのは、小さな変化に気づく力です。先ばかりを見ずに、道中の景色も楽しみましょう。

ログが面倒だとあきらめずに、自分なりに続けられる方法を模索してください。

複数のログで生活全体を多角的にとらえる

食事コンサルをするなかで、「書くこと」と「習慣」の威力を知ったわたしは、ちょっとしたログオタクです。そんなわたしのログのつけ方は、時期によっても変わります。

まず基本となる「1日のおもな行動」のログは、生活が変わったとき、働き方が変わったとき、いまのスケジュールがフィットしていないように感じたときなど、アップデートしたいときに数日から1週間分つけます。そして、自分の充電リスト、いわゆる「自分のトリセツ」と照らし合わせながら、時間の使い方や環境を調整していきます。

例えば、2020年最初の緊急事態宣言における外出自粛期間中。わたしのタイムスケジュールにもかなり変化が出ました。本来であれば子どもを保育園に送ったら日中に仕事や家事をこなしていたのですが、子どもと一緒ですからそうはいきません。

当時、3歳の子どもの保育園が休園に。まだ一緒に遊びたい年頃の子どもといながら、罪悪感なく仕事ができるのは多くても1時間半程度と考え、集中を要する仕事はおもに夜にしました。

今日のおもな行動

※できれば夕食後のタイミングでの振り返りがベスト

06：00　起床後、身支度
06：30　朝食（おにぎり、味噌汁）。英語の勉強
07：00　コーヒーを飲みながら読書
07：30　仕事（緊急度が高いもののみ対応）
08：00　ヨガ後、メイク
08：30　子どもと遊ぶ
11：30　子どもと昼食をつくる
12：00　昼食（オムライス、サラダ）
13：00　片づけ後、夕食の仕込み
14：00　掃除、仕事のメール返信
15：00　子どものおやつ（自分ははちみつ入りエスプレッソのみ）
15：30　子どもと外に遊びに行く
16：30　買い物
17：30　料理
18：00　夕食（ご飯、味噌汁、そのほか）
19：00　片づけ
19：30　仕事（原稿執筆、メール返信など）
22：00　オンラインでの食事コンサル
22：30　お風呂
23：30　ヨガ
24：00　就寝

そして、生活を回すことが中心になると「充電」のピースが足りなくなるので、朝はいつもより30分から1時間早く起きて、自分のための時間に充てる工夫もしました。これがベストではなくても、「充電」と「消費」のバランスが自分なりに調整できれば疲れをためこむようなことはありません。

こうしてそのときどきのリズムをつくったら、通常は、**「今日1日の印象に残ったことを3つ書き出す」**ログをつけています。

なぜ3つかといえば、数を決めずに書くと、よかった日とそうでなかった日にギャップが出てしまい、あまり書くことがなかった日をつまらない1日として感じてしまうからです。でも毎日3つと決めるだけで、よい日もそうでなかった日も同じ1日として、ネガティブにならずに振り返ることができます。

書き方としては、「出来事」のあとに、「次は」「気づき」「考え」などをつなげます。

例えば次のような感じです。

・ミーティングもなく午前中スローモードで仕事をしていたら、午後も時間の使い方が間延びしてしまった。（次は）**アポや細かなタスクの締め切りを午前中に設けよう**

・明るい時間に動画を観てエクササイズをしたら気持ちよかった。**朝型の運動はセルフイメージが高まるのを感じる**（気づき）

・今日、「○○しよう」と決めたら、最近少し落ちがちだったテンションが復活。**期日を決めた目標があると、生活に張り合いをもたらすみたい**（考え）

印象に残ったことを書いてあるので、だいたいは「充電」と「消費」にまつわるエピソードになります。

青字の部分は、「これは自分の充電リストに加えよう！」と思ったらトリセツとしてまとめています。こうして本に書くには恥ずかしいくらい些細《ささい》なことですが、日常はこんな些細なことの集合体です。日常の小さなエラーが減ったり、充電リストが増えたりするだけで、生きることが楽になるように思います。

特に、コロナ禍によって日常における制限が続くようなときは、その日常の質が上がるインパクトは大きいと感じています。仕事に集中したいときや気持ちを切り替えたいときなど、なにかある度にトリセツを見返すといいでしょう。

また、新しいことをはじめたときや習慣にしたいことがあるときには、それが「できたか・できなかったか」のログを手帳のカレンダーページにつけます。できたら「○」、できなかったら空欄です。「×」と記入しないのは、「自分のトリセツ」のためのログなのに、自分にダメ出しする必要はないと考えているからです。成績表ではなく、あくまでもそれがどのくらい習慣になりやすいかを判断するための材料です。

例えば、2020年の外出自粛期間中は新しい運動を生活のなかに取り入れたかったので、「朝のヨガ」「日中のヨガ」「YouTubeの動画を見て踊る」「筋トレをする」というように、それぞれ項目を立ててチェックを入れるかたちで日数を記録しました。

そして、2週間から1カ月分の動きを見ると、「どんな体の動かし方なら続けられるのか」「何分以内におさまる運動が続けやすいのか」「どの時間帯だと続けられるのか」といった自分だけのエビデンスがどんどんたまっていくので、取捨選択がしやすく、**比較的楽に習慣化**できるようになります。

メンタル面に負荷がかかっているときはヨガの回数が多くなったり、スッキリしたいときはランニングが多くなったり、モチベーションを上げたいときは筋トレが多くなったりと、目的によってフィットするものが変わることにも気づきました。

こうして客観的に見られる情報があることで、**「自分はけっして意志が弱くて習慣化できないのではなく、ただ自分にとって続けられるやり方と、続けにくいやり方があるだけなんだ」**と認識でき、自分を無用に責めずに、「続けられるやり方はなんだろう?」と前向きに考えられるようになっていくのです。

このように、**複数のログがあると自分を多角的にとらえることができます**。

すべての行動はつながり反応し合っているので、習慣化するにあたっては生活全体を俯瞰して見る姿勢がとても重要なのです。

そこで、どんなログでも、必ずしてほしいワークがあります。

ワーク

・ときどき振り返って、ポイントを抽出する

ログは書いて満足しないこと、つけっぱなしにしないことが大切。

自分にとって本当に大切なものに気づいていけば、毎日しっかり充電できて、生活がどんどん楽になっていきます。すると、人生で本当にしたいことのために頑張れる力が、自分のなかに残ります。

だからこそ、自分で自分を幸せにしてあげられるし、困難にぶつかったときにも、いい習慣は自分を救う最良の方法になってくれるのです。

第5章

上手に休めば人生はうまくいく

罪悪感を覚えたらメリットとデメリットを書き出す

栄養士として体や心に関する相談を受けていると、「なにもしない」ことや「休む」ことは、仕事や家事などの次に考えることではないと痛感します。

仕事や生活を真剣に考えるからこそ、まず休む——。

そのように優先順位を上げたほうが、仕事や生活、そして人生そのものはうまくいくでしょう。

ただ、頭ではわかっていても、休むことに対する罪悪感を覚える人は多く、かくいうわたしもそうなのです。ましてや自分がなにもしない時間をつくるために、同僚に仕事をお願いしたり、家族に協力してもらったりする場合は、なおさら自分だけが休むことを気にしてしまう場面もあると思います。

でも、そんな罪悪感が心のどこかに引っかかっていると、結局はそれだけでエネルギーを奪われて疲れてしまいます。

休日をつくりさえすれば休めるわけではなく、たとえ誰に邪魔されなくても、なにか気になることがあって心がざわついていれば、それはほとんど休めていないのに等しくなってしまいます。

そうならないためには、先に休むことで得られる自分のメリットを書き出し、休む自分に心から納得することが必要なのでしょう。人は緩やかな変化には気づきにくいもので、ちょっとした変化は忙しい時間に埋もれてしまいます。**休んでうまくいったことやいい変化（アイデアが浮かんだ、リラックスできたなど）を記録して充電リストにしておくと、よい変化を再現しやすくなり、休むことを習慣にしていけます。**

また、トリセツになるくらい言語化ができていると、家族やパートナーなどまわりの人にも説明しやすいため、理解されやすくもなります。

例えば「疲れたからたまにはひとりで過ごしたい」と不機嫌そうにいわれるよりも「いまここで無理をするといつも○○になってしまいがちなの。こういうときは○○

をすると回復できるから、そのための時間をもらえる？」と伝えられたほうが、相手も気持ちよく受け取れるし、協力してもらいやすくなることは間違いありません。

また、休むことによって生じるデメリットや休めない理由が頭をよぎるなら、それもいちどすべて書き出してみましょう。すると、解決策や折衷案を、いろいろな角度から考えやすくなります。

ビジネスパーソンのなかには、まわりが仕事をしていたり、デスクから離れずに食事したりしているのを見ると、たとえ昼休みでも自分だけしっかり食事休憩を取ることに罪悪感を覚える人がいます。在宅勤務中に、就労時間外はしっかり休みたいと思っていても、チャットに参加しないとサボっていると決めつけられるのでつい反応してしまうということもあるでしょう。

そんなときこそ、**実際にその思いや考えを書き出すことで、客観的な視点で思考を進めていくことができます**。そうして、休むことに対する自分なりの納得感ができていくはずです。

どんな環境においても、**しっかり充電できている自分だからこそ、貢献できることが増えていきます**。いつも「休めない」といっている人は、おそらく仕事や家事を全力でやるタイプで、できない理由をあまり口にせず、ひたすら「どうしたらできるか」を考える努力家の人ではないでしょうか。

そんな仕事における姿勢や考え方こそ、休むことにも活かしてほしいと思います。「仕事さえこなせばそれ以外はなんとでもなる」「自分さえ頑張ればなんとかなる」というスタンスは、やっぱり心身にとって危険です。

「休む」ことは、自分に対してとてもていねいにケアをしていく習慣です。

そして、**「なにもしない」とは、自分をていねいに扱う生き方**にほかなりません。

自分の「ものさし」に正直になる

食事のバランスを考えるのは、人生のバランスを考えることと似ているとわたしは考えています。

わたし自身、かつてダイエットをしていた者としても、栄養士として診る側としても、**「無理は続かない」**というあたりまえのことを骨身に沁《し》みて感じています。無理を通そうとすると、心身のどこかに穴が空いてしまうのです。程度の差こそあれ、それはどんな人でも変わりません。

その穴は、**人と比べて自分に足りていないもので無理に埋めようとするよりも、「自分が持っている資源をどのように最大限に活かすか」を考えることで埋められる**と考えています。

営業をしているビジネスパーソンが、自分が扱う商品やサービスについて熟知していないことはまずありません。子育て中のお母さんなら、自分の子どもを一生懸命に理解しようとします。

でも、なぜか自分自身を知ることについては、「そんな時間なんてない」といって、体調や心の状態の変化にも気づきません。むしろ「これがあたりまえ」「いままでこのやり方でやってきた」「これでうまくいっている」と思い込んでいる人のほうが多いような気がします。

そして、そんな人が、ある日突然ポキッと折れてしまうのです。

解剖学者の養老孟司《ようろうたけし》さんが、とある動画でこのようなことをおっしゃっていました。

（自分に）どういう暮らしが合っているのかという、その「ものさし」を、ひとりひとりが回復しなければならない。

根本になるのは自分のバランス。無理しなくちゃいけないときも当然あるでしょ？ それはそれでいいのだけど、日常生活がそもそも無理になっちゃってることが多いと思う。

自分のバランスを守って取捨選択するのは、自己中心的な行為でもなんでもなく、これもまた、**まわりに迷惑をかけないようにするための「大人のたしなみ」のひとつ**だとわたしはとらえています。

みんながそれを優先したうえで、それぞれに異なる相手の生き方を気持ちよく尊重できたらいいですよね。
心の病気も体の病気も、少なからずまわりに影響を及ぼします。特に、家族には大きな影響を及ぼすものでしょう。少しくらい自己中心的になったとしても、自分の心身の健康を守ることに貪欲になるのは、まわりにいる大切な人への負担を減らすための「思いやり」でもあるのです。

体が疲れていなければうまく休めない

心身の健康のために、そして疲れをためないために、どんな人にとっても大切なのが運動です。

「頭が疲れたら、同じだけ体を疲れさせるとバランスを保てるよ」

この言葉も、かつて心療内科併設の研究所で仕事をしていたときに、尊敬する上司からいわれた言葉です。1日中部屋にこもってクライアントの相談に乗った日には、なかなか眠りにつけなくなるというわたしへのアドバイスでした。そこで、頭や気持ちに疲れを感じた日は、近所をランニングするようにしました。

すると、「頭が冴《さ》えてしまって眠れない」状態が一切なくなり、驚くほど気持ちよく眠れるようになったのです。そして、よく眠れた日は心身ともにエネルギーが満たされていて、新しい1日をフレッシュにはじめられるようになりました。

わたしがしたことは、**日常生活のなかに、ただ軽い運動を取り入れただけ**です。それだけで体のみならず心までみるみる蘇《よみがえ》っていくことに、ちょっとした感動さえ覚えた出来事でした。

現代は体よりも、むしろ頭だけが疲れている人のほうが多い時代です。仕事もコミュニケーションも買い物も、すべてパソコンやスマホの画面のなかででき、気分転換に観るのもテレビやパソコンの動画、それこそ運動をするのでさえ動画を観ながらですから、家から一歩も出ずに、すべてが家のなかで完結してしまいます。

でも、ずっと画面を見ている生活は、当然のように眼精疲労や脳疲労を引き起こします。

ハードな頭脳労働をしたうえに、オフの時間もずっと画面を見続けて、横になって体を休ませてばかりいると、どうしてもバランスが悪くなります。また、パンデミック以降、疲れをためこんでいる人たちの生活を見ていると、家のなかで過ごす割合が極端に多いようです。

そこで、なにか体を動かすことで楽しそうに思えるものがあれば、まずは積極的に試してみるのをおすすめします。運動に限らず、散歩でもいいと思いますので、外の空気を吸う、空を見上げる、緑を見るなど、自然に触れることにも少し意識を向けましょう。

頭を使ったら、それと同じくらい体も使う。そうして、頭と体を一緒に休ませるのが健康にとって必要だというわけです。

運動がもたらすメリットについては、ハーバード大学の精神医学の准教授であるジョン J.レイティと、サイエンスエディターのエリック・ヘイガーマンの共著『脳を鍛えるには運動しかない!』(NHK出版)が、とても参考になります。第3章に登場する医師の穂積桜先生も推薦されている本で、運動と脳の関係を、ストレス、うつ、ホルモン、学習といった様々なテーマからていねいに解説しています。

例えば、「運動によって体のコンディションが安定すると、ストレスを受けても急激に心拍数が上がらなくなり、ストレスホルモンが過剰に出にくくなる」といった科学的な事実が、豊富なケーススタディやエビデンスとともに紹介されています。

すでに運動習慣がある人も、この本を読むと、もっと体を動かしたい気持ちになるでしょう。

よく「ダイエットのために運動をしたほうがいいですか?」と聞かれるのですが、やせるためという目的だけで運動をしても、結局は「自分はやせなければだめなんだ」と思いながら運動していることになり、さほど幸福感につながっていない場合があります。すると、ほとんどの場合で続けることができません。

それよりも、自分なりに「楽しい」「スッキリした」と感じることのほうが大切。

運動がどうしても苦手なら、家事を楽しむのでも構いません。料理、靴磨き、アイロンがけ、雑巾《ぞうきん》がけ……と、手作業は結構体力を使いますし、手作業に没頭していると、脳の活動領域が切り替わって気分転換になるはずです。

また、**掃除や片づけなどはそのとき目に見えて結果が出るうえに、生活環境も整えてくれるので、快適さと満足度（幸福感）がどんどん増していきます。**

自分に合ったかたちで、自分なりに体を動かすという営みが、心身のコンディションを整えることにつながるのだと思います。

「なにもしない」から理想の生活に近づく

わたしたちが日々行うインプットやアウトプットは、ときに焦りや不安、怒りなどのストレスを生み、それにより自分自身がどんどん削られていく場合があります。

そんなとき、**「ひとり時間」を少し持つだけでもクールダウンができるし、自分に課している目標をいったんやめてなにもしない時間を持つことも心が休まります。**

「なにもしない」ということは、究極の心の栄養補給なのです。

とはいっても、やるべきことは毎日たくさんあって、そう簡単に削れないものもあるでしょう。そんなときは、「義務」「○○すべき」と思わずに、自分の充電リストに近づける視点が大切です。

例えば、料理をしたくないときを考えてみます（もちろん、栄養士であるわたしもあります）。「自分のトリセツ」に「好きな音楽を大音量で流すとすごくリフレッシュできた！」というログがあったら、次から大音量で音楽を流しながら料理してもいいわけです。家族はちょっと驚くかもしれませんが、自分の気持ちは格段に楽になります。

また、単純に義務と感じていることの回数を減らすのも一案です。掃除が嫌いな人なら、「週末だけ掃除をする」と決めて、週末の楽しみにしている予定の前に「30分だけやる」としてもいいでしょう。

ただ義務をこなしているだけでは、自分の充電には結びつきません。自分の充電リストを眺めながら、「どう近づけるか」「どう減らすか」「どう組み合わせるか」を考えましょう。

「自分のトリセツ」がたまっていくごとに、これまで義務と思っていたものごとを義務と感じないやり方が、いろいろ考えられるようになっていくはずです。

コロナ禍で、家で過ごす時間が長くなればなるほど、家という空間や時間の使い方が自分に与える影響が大きくなっています。そのなかで、**家というハード面しかり、仕事の仕方や気の持ちようといったソフト面しかり、心と体の疲れをリセットできる環境をつくることはもはや必須事項となっている**といえます。

毎日頑張っているはずなのに、日々の対応にただ追われていると、ふと「なんのために頑張っているのだろう？」と思うことがありませんか？　もしかして「自分の人生ってこんなもんだろう」と、未来に希望を持てなくなるときもあるかもしれません。頑張っていたのに、思っていたのとは違う場所にたどり着くことは、誰の人生においても起こり得ることです。

だからこそ、**「なにもしない」時間をもっと意識して取り入れて、もっと上手に自分を活かせる方法を考える必要がある**のではないでしょうか。

「いま自分はどこにいるのか」という現在地の確認、自分が理想とするゴールとの距離感や方向性を確認する作業を日常のなかでこまめにできれば、早めの軌道修正が可能です。

「なにもしない」からこそ、理想の生活に近づいていけるのです。

未来を変える習慣

わたしたちをかたちづくっているものは、その一つひとつがとても小さく、自分でもかたちがはっきりしないものや、言葉にはできないものがたくさんあります。

でも、**自分の未来を変えていくためには、そんな小さなものを見つめるところからはじめ、テコ入れをし、小さな習慣を身につけていく姿勢が欠かせません。他人にはわからないような小さなことも大切にできれば、いつの日か自分を助けてくれるものになり得る**のだと、わたしは考えています。

ログをつけるのが面倒な日は、1日5分だけでも構いません。1日5分だけ自分のために時間をつくって、静かに目をつぶるなり、好きな音楽を流すなりして、なにをするでもなくただぼーっとしてみてください。

なにもしない、自分のためだけの5分間。

ほんの小さな習慣でいいので、とにかく**「自分をケアしてあげよう」**と、**毎日思っていることが大切**なのです。自分の感情を整理するためにノートに気持ちを書き連ねたり、朝、1杯のコーヒーをていねいに淹《い》れたりすることでもいい。そのくらい小さなことのほうが、習慣として続けやすく、最終的には自分に大きな変化をもたらすものに育っていくでしょう。

わたしはこれまで、一般のビジネスパーソンをはじめ、第一線で活躍する著名人など、様々な人にお会いしてきました。その経験からいえるのは、**「悩みがない人は本当にひとりもいない」**ということです。誰だって、なにかを抱えて生きています。

それなのに、どうして明るい未来を描ける人と、そうでない人とにわかれてしまうのでしょうか？

そこにかける努力の量が違うのでしょうか？　いえ、そうではありません。

自分をよく知り、過信もせず、卑下もせず、自分を上手に動かせるバランス感覚があるかどうか。

この差なのだと思います。

わたしたちは、つい目の前にある問題に対処することにフォーカスしがちですが、どんなときもまず全体像を把握することからはじめるほうが、楽に実りある果実を得ることができます。

なにもしない習慣は、そんな作業をする余白を用意してくれます。

そして、あなたの明るい未来をゆっくりと、しかし、確実にかたちづくってくれます。

自分という畑を耕そう

もし「株式会社わたし」があったとして、健康部門、仕事部門、運動部門といった各部門がそれぞれ努力していても、会社の理念が共有されていなかったり、それぞれ好き勝手に動いていたりしたら、横のつながりが希薄になって、会社の業績にはまったく貢献できないでしょう。

自分会議の時間を設け、部門同士の連携プレーに注意を向ける。それができてはじめて、それぞれの分野で頑張ってきた成果も現れるのではないでしょうか。「最近仕事で結果がなかなか出ない」と仕事部門の人がいえば、「それならまず体力をつけて踏ん張れるようにしよう」と運動部門の人が動いたり、「しっかり助けるよ」と健康部門の人が支えてくれたりと、自分のなかにある資源同士で、好循環を生み出す仕組みをつくることができるはずです。

そうして自分を動かせるようになると、「無茶して頑張らなくてもうまくいく」「引き算しても幸せになれる」と、好循環のサイクルを実感できるようになります。

さらに、**そうして自分について考えることが、ほかの人を考えることにもつながっていきます。**「最近会えていない両親に電話しようかな」と考えられるのも、心と時間にゆとりがあるからではないでしょうか。

休むからこそ自分の生活全体が見えるようになり、まわりの人にも思いを馳《は》せられるようになる。

自分をていねいに扱うからこそ、自分だけでなく、大切な家族や友だちや、所属する組織とていねいにつき合えるようになるのです。

自分をより活かせるうえに、自分以外の誰かの幸せのために考え行動できるというのは、とても幸せな生き方ではないでしょうか。

仕事でも生活でも、なにかに追われているときは自分を見失いやすくなっています。そんな状態では、自分自身を守ることはできません。

人生にはコントロールできないこともたくさんありますが、むしろコントロールできないのが人生というもの。でも、**生活をきちんと整えて、心身をていねいにケアし**

ていれば、いざというときに戦える自分自身でいることはできます。

いつでも仕事の面接へ行ける自分。

いつだってデートの誘いに乗れる自分。

どんなときも笑顔でいられる自分。

そして、笑えない日があっても、絶望することなく、「大丈夫」と思える自分。

そんな**自分に気後れしない生活をふだんから続けていれば、ふとしたときに巡ってきたチャンスをつかむ可能性も、確実に高まる**はずです。

先の見えない時代といわれますが、ふだんから淡々と自分の武器を磨いていることが、なにがあっても生き残れる強さを育み、しなやかに自分と大切な人を守れる力につながっていきます。「自分のトリセツ」をつくって、自分を上手に動かすコツを手に入れられれば、いまよりもっと幸せになっていけます。

生活のなかに余白ができれば、大切なものを、もっと大切にできるようになる。


いまは大人だけでなく、子どももやるべきことに追われているような、忙しくストレスに満ちた時代です。

だからこそ、大人も子どももみんなが一緒に、あえて「なにもしない」時間を持ちましょう。そうすれば、雨の日も晴れの日も自分という畑を淡々と耕しながら、豊かに生きていくことができるでしょう。

豊穣《ほうじょう》な、未来の収穫を楽しみに待ちながら。

おわりに
異なるトリセツを尊重し合える、豊かな社会へ

本書をお読みいただきありがとうございました。

食を通じてたくさんの方の人生にかかわるなかでいま身に沁《し》みて感じるのは、自分をケアすることの重要性です。なぜなら、自分という土台がぐらついていたら、その上にどんなによいものを積み重ねても、危ういままだからです。

疲れやストレスをためこんでしまう前に、日常生活のなかでできることはたくさんあります。自分の行動をていねいに振り返る習慣を持てれば、不調や不安に対しても、自分の力で解決策を見つけられるようになります。逆に、忙しさを理由にして自分と向き合わなくなるほど、自分をとりまく状況はもっと大変なことになっていくともいえるでしょう。

もし、あなたが人生において達成したいことがあるなら、それに向けて頑張るだけでなく、同じくらい真剣に「休む」ことを考えてください。

そのためのポイントになるのが、本書で紹介した「なにもしない」習慣です。多忙な生活のなかで、あえて意識的に「なにもしない」時間をつくり、能動的に休むこと。わたしたちは「休む」からこそ回復し、人生に必要なものをより多く生み出せるのです。

時間の使い方や生活全体を見つめ直すことで、食生活や睡眠を改善する場合もあれば、働き方や人間関係を再構築する人もいると思います。どのピースを変えていくかは人によって異なりますが、そこから好循環サイクルがはじまって、人生をよりよい方向へと導けることを願っています。

かくいうわたしも発展途上で、「自分のトリセツ」に助けられながら日々奮闘しています。そして、日々振り返ることで、たくさんの方々に生かされていることも感じています。

出版にあたっては、これまでになかったテーマを与えてくださったＫＡＤＯＫＡＷＡの編集者である菊地悟《きくちさとし》さん、いつもよい緊張感を与えてくださる編集者・プロデューサーである合同会社スリップストリームの岩川悟《いわかわさとる》さん、わたしの言葉をより届く言葉にするための手助けをしてくださったブックライターの辻本圭介《つじもとけいすけ》さんに大変お世話になりました。そして、わたしのトリセツを理解し、サポートしてくれる家族にも心から感謝しています。

本書が、読者のみなさん一人ひとりが本来の輝きを取り戻し、笑顔で未来へ向かっていける一助になれば、これに勝るよろこびはありません。いつかお会いできたら、みなさんの「トリセツ」も見せていただけるとうれしいです。

そして、一人ひとり異なるトリセツを尊重し合える、豊かな社会となりますように。

2021年9月

笠井奈津子

●編集協力
岩川 悟（合同会社スリップストリーム）、辻本圭介
●写真（対談）
櫻井健司
●ブックデザイン
菊池 祐

笠井奈津子（かさい　なつこ）
カラダプラスマネジメント株式会社代表
栄養士／健康経営アドバイザー
1979年、東京都生まれ。聖心女子大学文学部哲学科卒業後に栄養士の資格を取得。企業研修では、数百人単位の参加者でも事前に食事記録をチェックし、労働環境にも配慮。コンビニでの買い方など、机上の空論にならないアドバイスを大事にしている。産後、働き方を見直すなかでパラレルキャリアの道を開拓。自身の経験を生かして、澤円氏の執筆・講演業のマネジメントに携わり、現在は合同会社スリップストリーム所属文化人のマネジメント業務も手掛ける。著書に、『10年後も見た目が変わらない食べ方のルール』（PHP新書）など。
https://slipstream-web.com/kasainatsuko/

何《なに》もしない習慣《しゅうかん》

2021年９月29日　初版発行

著者／笠《かさ》井《い》奈《な》津《つ》子《こ》

発行者／青柳昌行

発行／株式会社KADOKAWA
〒102-8177　東京都千代田区富士見2-13-3
電話　0570-002-301（ナビダイヤル）

印刷・製本／大日本印刷株式会社

●お問い合わせ
https://www.kadokawa.co.jp/（「お問い合わせ」へお進みください）
※内容によっては、お答えできない場合があります。
※サポートは日本国内のみとさせていただきます。
※Japanese text only

定価はカバーに表示してあります。

ISBN 978-4-04-109834-9　C0095